Harms

Medizinische Statistik

Originalfragen des IMPP mit ausführlichen Kommentaren

Anschrift des Verfassers:
Dr. med. Volker Harms, In‘t Holt 37, 24214 Lindhöft
Zeichnungen:
Liane Pielke-Harms, In‘t Holt 37, 24214 Lindhöft
Lektorat: Bente Blasius, Plön

Titelbild: iStock by Getty Images
Die erwartungsvoll und fröhlich blickenden Menschen
könnten die zukünftigen Patienten darstellen, sie stellen aber auf jeden Fall
den Gegenstand der Medizinischen Statistik dar: die Vielfalt in Bezug auf
Alter, Geschlecht, Hautfarbe, Beruf und Lebensläufe.

1. Auflage: November 1976
2., völlig neu bearbeitete Auflage: Oktober 1977
3., überarbeitete Auflage: Oktober 1979
4., völlig neu bearbeitete Auflage: Oktober 1982
5., völlig neu bearbeitete Auflage: April 1988
6., völlig neu bearbeitete Auflage: November 1992
7., überarbeitete Auflage: Juni 1998
8., völlig neu bearbeitete Auflage: Juni 2012
9., völlig neu bearbeitete Auflage: Dezember 2019

ISBN 978-3-86026-241-2

Medizinische

Statistik

Originalfragen des IMPP

mit ausführlichen Kommentaren

Inhaltsverzeichnis

Aus den Vorworten des Lehrbuchs

Vorwort zur 8. Auflage

Das Titelbild zeigt eine einzelne Person umgeben vor einer sich in Bewegung befindlichen Menschenmenge. Dies mag für ein Statikbuch zunächst ungewöhnlich erscheinen, spiegelt aber das Selbstverständnis der medizinischen Statistik in der Ära der Evidence Based Medicine wider: Der einzelne Patient ist Dreh- und Angelpunkt aller medizinischen Bemühungen. Die gesunden und kranken Menschen um ihn herum und vor allem – zeitlich gesehen – vor ihm, haben den Fundus an medizinischem Wissen gelegt, aufgrund dessen der Einzelne behandelt wird, wenn er krank ist.

Dieses Bild entspricht aber auch der epidemiologischen Situation, in der sich der Einzelne befindet. Fast alle Erkrankungen ergeben sich aus der Interaktion mit den Mitmenschen. Bei Infektionskrankheiten ist dies offensichtlich, aber es gilt auch für verhaltensbedingte Erkrankungen, insbesondere für die sog. Zivilisationskrankheiten.

Bei der Neuauflage dieses Buches hat das Thema Epidemiologie eine große Rolle gespielt. Die Epidemiologie ist ebenso wie die medizinische Statistik ein Querschnittsfach, welches für fast alle Bereiche der Medizin von Bedeutung ist.

In den letzten Jahren hat die Evidence Based Medicine Einzug in den klinischen Alltag gehalten und damit den Transfer neuer Erkenntnisse von der Forschung zur Behandlung wesentlich beschleunigt. Die Regeln der ärztlichen Kunst werden heute durch Leitlinien definiert, die kontinuierlich dem medizinischen Fortschritt angepasst werden.

Die Medizin ist unzweifelhaft eine Naturwissenschaft: Die Pathophysiologie beruht auf den Prinzipien der Physiologie und Biochemie und auch die therapeutischen Eingriffe entfalten ihre Wirkungen auf naturwissenschaftlicher Grundlage.

Und dennoch gibt es im Bereich von Diagnostik, Therapie und Prognose niemals eine absolute Gewissheit. Die Variabilität des Patienten führt immer wieder zu Überraschungen. Dies entwertet keinesfalls die Regeln der Schulmedizin, aber es zwingt den behandelnden Arzt zur ständigen Wachsamkeit.

Auf dem Weg von der 7. zur 8. Auflage ist dieses Buch wesentlich umfangreicher geworden. Die Lesbarkeit hat darunter jedoch nicht gelitten, weil jedes Kapitel eine abgeschlossene Einheit bildet und in der Regel auch ohne Kenntnis der vorangegangenen Kapitel verständlich ist.

Ich hoffe, dass der Leser bei der Lektüre zur Erkenntnis kommt, dass medizinische Statistik heute weit mehr ist als die Auswertung medizinischer Datenreihen. Kapitel mit speziellem Bezug zur Medizin sind zum Beispiel *Entscheidungsfindung in der Medizin*, *Das Risiko*, *Fehler und ihre Vermeidung*, *Kausalität*, *Versuchsplanung*, *Der klinische Versuch*, *Epidemiologische Studien*, *Demographischer Wandel*, *Grundzüge der Epidemiologie*, *Systematic Reviews und Metaanalysen*, *Evidenzbasierte Medizin und Leitlinien* sowie *Literatursuche*. Schon diese Aufzählung zeigt, dass Statistik zu einem tieferen Verständnis medizinischer Zusammenhänge verhilft.

Zum Schluss möchte ich mich bei den engagierten Mitstreitern bedanken, ohne deren Hilfe dieses Buch nicht hätte entstehen können. Meine Frau hat alle Abbildungen neu angefertigt, Bente Blasius hat sich um Satz und Layout gekümmert, Ulf Schiefer um die Orthografie, Prof. Detlev Kraack um Stil und Verständlichkeit, und mein Sohn stand immer dann mit Rat und Tat zur Seite, wenn es Probleme gab, bei Abbildungen, Formeln, Tabellen usw.

Für inhaltliche Anregungen bin ich Prof. Gerd Antes, dem Direktor des Deutschen Cochrane Zentrum in Freiburg, für viele Denkanstöße und zum Teil auch Formulierungen dankbar, aber auch seinen Mitarbeiterinnen, Frau Dr. Christine Schmucker und Frau Edith Motschall.

Für Fehler hingegen – sollten doch noch welche vorhanden sein – bin ich selbst verantwortlich.

Vorwort zur 9. Auflage

Die Bearbeitung der 9. Auflage steht unter dem Motto, den Text zu verschlanken und auf das zum Verständnis Notwendige zu reduzieren. Die Prüfungsfragen wurden in ein separates Buch ausgegliedert.

Auch in den früheren Auflagen habe ich mich darum bemüht, den Stoff so darzustellen, dass er auch für den mathematisch weniger bewanderten Leser verständlich ist. Das ist manchmal leichter gesagt als getan. Wenn man sich seit Jahrzehnten mit der Materie beschäftigt, ist einem häufig gar nicht bewusst, wo die Stolpersteine des Verständnisses liegen. Meine jüngste Tochter Jana Julia hat gerade Abitur gemacht und war auf der Suche nach einem Ferienjob. Mit ihrer jugendlichen Unbefangenheit, die sich in der Haltung niederschlägt, dass es wohl am Text liegen müsse, wenn sie etwas nicht versteht, hat sie das Buch gelesen und überall markiert, wo es ihr schwer- oder sogar unverständlich erschien. Mir hat das anschließend viel Kopfzerbrechen bereitet, aber ich denke, die Mühen des Umformulierens haben sich gelohnt.

Eine unerwartete Nebenwirkung dieses Ferienjobs bestand darin, dass Jana Julia sich nach jahrelangen Überlegungen spontan entschlossen hat, Medizin zu studieren, was sie jetzt mit großem Eifer und Interesse macht.

Weiterhin hoffe ich auf zahlreiche Rückmeldungen, Anregungen, kritische Hinweise und Verbesserungsvorschläge für die nächste Auflage.

Algarobo, Spanien, 3.11.2019 Volker Harms

Übungsaufgaben

2.1 Begriffsbestimmung

1. Im Rahmen einer Untersuchung an adipösen Patienten über die Wirksamkeit einer neuen Diät wird täglich das Körpergewicht in kg gemessen. Welche der folgenden Aussagen trifft dann zu?

(A) Das Körpergewicht ist Merkmalsträger.
(B) Die Beobachtungseinheit ist kg.
(C) Die Diät ist eine Beobachtungseinheit.
(D) Merkmalsträger sind die adipösen Patienten.
(E) Das Körpergewicht ist eine Beobachtungseinheit.

2. Bei der Neuaufnahme ins Krankenhaus wird das Körpergewicht eines Patienten festgestellt. Welche der folgenden Aussagen ist/sind richtig?

(1) Der Patient ist der Merkmalsträger.
(2) Die wägende Krankenschwester ist die Beobachtungseinheit.
(3) Das Körpergewicht ist das (hier) interessierende Merkmal.

(A) nur 1 ist richtig
(B) nur 3 ist richtig
(C) nur 1 und 3 sind richtig
(D) nur 2 und 3 sind richtig
(E) 1–3 = alle sind richtig

3. Es wird ein Versuch geplant, bei dem die Wirkung eines Medikaments auf die Herzfrequenz bei der Bradykardie untersucht werden soll. Ordnen Sie den Begriffen die entsprechenden Oberbegriffe zu.

Begriff	Oberbegriff
(1) Patient Meier	(a) Beobachtungseinheit
(2) 45/min	(b) Grundgesamtheit
(3) Herzfrequenz	(c) Merkmal
(4) Menge aller bradykarden Patienten	(d) Ausprägung
(5) Bradykardie	

(A) 1–a, 2–c, 3–d, 4–b
(B) 1–a, 2–d, 3–c, 4–b
(C) 1–a, 2–d, 3–c, 5–b
(D) 1–c, 2–d, 3–a, 4–b
(E) 1–d, 2–c, 3–a, 5–b

4. Wir unterscheiden qualitative und quantitative Merkmale. Welche der folgenden, bei einer Patientengruppe erhobenen Merkmale sind qualitativ?

(1) Vitalkapazität
(2) Blutgruppe
(3) Serumglucose
(4) Kammerflimmern

(A) nur 1 und 2 sind richtig
(B) nur 1, 2 und 3 sind richtig
(C) nur 2, 3 und 4 sind richtig
(D) nur 2 und 4 sind richtig
(E) nur 1, 2 und 4 sind richtig

Geben Sie bitte zu jeder Merkmalsart in Liste 1 das zutreffende Merkmal aus Liste 2 an:

Liste 1

5. Quantitativ diskretes Merkmal
6. Qualitatives Merkmal

Liste 2

(A) Körpergewicht
(B) Nüchternblutzucker
(C) Blutgruppe
(D) spezifisches Gewicht des Urins
(E) Anzahl der Geschwister eines Patienten

7. Prüfen Sie, welche der folgenden Merkmale quantitativ sind:

(1) Blutgruppe
(2) Pulsfrequenz
(3) Raucher
(4) Teilnahme an der heutigen Prüfung
(5) Punktzahl der heutigen Prüfung

(A) nur 1 und 3 sind quantitativ
(B) nur 1 und 4 sind quantitativ
(C) nur 2 und 5 sind quantitativ
(D) nur 1, 3 und 4 sind quantitativ
(E) 1–5 = alle sind quantitativ

2.2 Graphische Darstellung

8. Mit Hilfe eines Histogramms

(A) kann die Stärke der Abhängigkeit zweier Zufallsvariablen graphisch dargestellt werden.
(B) können computertomographisch gewonnene Gewebequerschnitte varianzanalytisch ausgewertet werden.
(C) werden Messwerte auf Vorliegen einer Normalverteilung getestet.
(D) werden klassierte stetige Merkmale graphisch so dargestellt, dass die relativen Klassenhäufigkeiten als Rechtecke erscheinen.
(E) werden relative Häufigkeiten in Wahrscheinlichkeiten umgerechnet.

2.3 Beschreibung durch Maßzahlen

9. Darf man bei diskreten Merkmalen, z.B. Kinderzahl, Mittelwerte berechnen?

(A) Man darf Mittelwerte nur errechnen, wenn sich ganze Zahlen ergeben.
(B) Mittelwerte dürfen überhaupt nicht berechnet werden, weil sie beliebige Zwischenwerte annehmen können, die im Einzelfall real nicht vorkommen.
(C) Man darf Mittelwerte auch bei diskreten Merkmalen ohne Einschränkung berechnen.
(D) Man muss dabei die Formel für geometrische Mittel benutzen.
(E) Keine Antwort ist richtig.

10. Welche Aussage trifft **nicht** zu?

Der Mittelwert $\bar{x}$ ist

(A) stets größer als der Median
(B) ausreißerempfindlich
(C) ein Schätzwert
(D) ein Lagemaß
(E) ein Durchschnitt

Lösung der Übungsaufgaben

1. (D) Beobachtungseinheit oder Merkmalsträger sind die Patienten, das beobachtete Merkmal ist das Körpergewicht und die Maßeinheit dieses Merkmals ist Kilogramm.

2. (C) Die Krankenschwester würde man als Untersucher(in) bezeichnen. Beobachtungseinheit ist jedenfalls der Patient.

3. (B) Die Zuordnung 1–a (Patient Meier = Beobachtungseinheit), 2–d (45/min = Ausprägung) und 3–c (Herzfrequenz = Merkmal) dürfte nach den zu Frage 1 und 2 gemachten Kommentaren einleuchtend sein, so dass nur noch zwischen 4–b und 5–b zu unterscheiden ist. Die Grundgesamtheit besteht aus allen an Bradykardie leidenden Patienten, im Krankenhaus wird eine Stichprobe dieser Grundgesamtheit behandelt, Patient Meier ist Teil dieser Stichprobe. Für die Erkrankung Bradykardie gibt es in diesem Zusammenhang keinen statistischen Fachterminus.

4. (D) Blutgruppe und Kammerflimmern sind qualitative Merkmale, weil sich ihre Merkmalsausprägungen (Blutgruppe: A, B, AB, 0; Kammerflimmern: vorhanden/nicht vorhanden) nicht zahlenmäßig erfassen lassen. Es liegt eine sog. Nominalskala vor.

5. (E) Körpergewicht, Nüchternblutzucker und spezifisches Gewicht des Urins sind quantitativ stetige Merkmale, weil sie in einem bestimmten Bereich jeden beliebigen Zwischenwert annehmen können.

6. (C) Siehe Erläuterung zu Aufgabe 4.

7. (C) Die Merkmale Blutgruppe, Raucher und Prüfungsteilnahme lassen sich nur durch eine Verschlüsselung zahlenmäßig erfassen. Eine Verschlüsselung ist jedoch willkürlich, so dass den Schlüsselzahlen keine quantitative Bedeu-^{n}tung zukommt und etwa eine Mittelwertsberechnung sinnlos wäre. Mit oder ohne Verschlüsselung handelt es sich um rein qualitative Merkmale (Nominalskala).

8. (D) Bei diskreten Merkmalen ist eine Klassierung nicht erforderlich, manchmal jedoch sinnvoll, um die Zahl der Klassen und damit der Balken zu verringern und die Übersichtlichkeit zu erhöhen.

9. (C) Der Einwand, dass der arithmetische Mittelwert $\bar{x}$ bei diskreten Werten zu einem Ergebnis führen kann, z.B. 1,85 Kinder, welches im realen Fall nicht vorkommen kann, spricht nicht gegen die Berechnung, weil Mittelwerte keine Aussagen über Einzelfälle machen, sondern nur über die gesamte Gruppe, für die sie berechnet werden.
Das geometrische Mittel $\bar{x}_g$ von n Werten errechnet sich als n-te Wurzel ihres Produktes:

$$\bar{x}_g = \sqrt[2]{x_1 \cdot x_2 \cdot \ldots \cdot x_n}$$

Das geometrische Mittel wird für durchschnittliche Wachstumsquoten (Bakterienkultur, Zins und Zinseszins, Inflation) verwendet.
Beispiel: Die Inflationsrate beträgt im 1. Jahr 50 % und im 2. Jahr 10 %. Wie hoch ist die durchschnittlliche jährliche Inflationsrate?

$$\bar{x}_g = \sqrt[2]{1{,}5 \cdot 1{,}1} = \sqrt[2]{1{,}65} \approx 1{,}28$$

Die durchschnittliche jährliche Inflationsrate beträgt 28 %.

10. (A) Es gibt drei Lagemaße zur Kennzeichnung eines Durchschnitts: den arithmetischen Mittelwert $\bar{x}$, den Median und den Modalwert. In welcher Beziehung diese drei Werte zueinander stehen, hängt im Einzelfall von den Werten der Verteilung ab.

Übungsaufgaben

2.4 Lagemaße (Lokalisationsmaße)

11. Gegeben ist folgende Häufigkeitstabelle für Daten eines stetigen Merkmales ($(a, b]$ bedeutet: $a < x \leq b$)

Klasse	absolute Häufigkeit
(2,4]	20
(4,6]	10
(6,8]	10
(8,10]	10

Der arithmetische Mittelwert der klassierten Daten ist

(A) 5,4
(B) 6,0
(C) 6,2
(D) 7,1
(E) 7,2

12. Eine Beobachtungsreihe soll aus den 17 Messwerten $x_1, \ldots, x_{17}$ bestehen. Der empirische Median dieser Beobachtungen ist definiert als

(A) x_9
(B) $x_{8,5}$
(C) x_8
(D) $½(x_{18} + x_9)$
(E) $½(x_1 + x_{17})$

13. Bei 10 Patienten, die an Krebs einer bestimmten Art operiert wurden, betrug die Überlebensdauer 3, 4, 5, 5, 5, 7, 8, 9, 11, 12 Monate.
Welches ist der Median (in Monaten)?

(A) 5 (B) 5,5 (C) 6 (D) 6,5 (E) 7

14. In einer Schulklasse wird der Kariesbefall der Zähne bei Kindern untersucht. Es ergibt sich die folgende Häufigkeitstabelle:

Anzahl mit Karies befallener Zähne	0	1	2	3	4
absolute Häufigkeit	4	7	5	3	1

Der empirische Median der Daten ist

(A) 1 (B) 1,5 (C) 2 (D) 4 (E) 5

15. In einer Schulklasse wurden die Zähne von 10 Kindern auf Kariesbefall untersucht. Die Anzahl der mit Karies befallenen Zähne für die einzelnen Kinder ist:

Kind Nr.	1	2	3	4	5	6	7	8	9	10
Anzahl mit Karies befallener Zähne	0	1	1	2	2	1	0	4	1	1

Der empirische Median der Daten ist

(A) 1 (B) 1,3 (C) 1,5 (D) 4 (E) 5,5

16. Von 10 Frauen wurden Daten zur Fruchtlage erhoben. Diese Daten sind folgendermaßen verschlüsselt:

(1) normal
(2) Beckenendlage
(3) Querlage
(4) fehlende Angabe

Patient Nr.	1	2	3	4	5	6	7	8	9	10
Fruchtlage	1	4	1	3	1	1	2	1	4	2

Der empirische Median der Fruchtlage ist:

(A) 1
(B) 1,5
(C) 2
(D) 5,5
(E) Der empirische Median ist nur für quantitative Merkmale definiert.

17. In einer Stichprobe von 10 Beobachtungen 90, 92, 95, 96, 98, 102, 106, 107, 109, 118 ergab sich als Median der Wert 100 und als Mittelwert $\bar{x} = 101{,}3$. Nachträglich stellte man fest, dass die Messergebnisse 95, 96, 106 um jeweils 3 Einheiten zu „hoch" abgelesen wurden. Wie verändern sich durch diese Verbesserungen Median und Mittelwert?

(A) Median und Mittelwert verkleinern sich um 0,3.
(B) Median und Mittelwert verkleinern sich um 0,9.
(C) Der Median bleibt gleich, der Mittelwert verkleinert sich um 0,3.
(D) Der Median bleibt gleich, der Mittelwert verkleinert sich um 0,9.
(E) Median und Mittelwert bleiben gleich.

18. Der Median einer Stichprobe ändert sich **nicht**, wenn man

(A) jeweils ein Datum mit dem größten und kleinsten Wert weglässt.
(B) alle Werte außerhalb der 2σ-Grenze weglässt.
(C) zu allen Beobachtungen eine Konstante hinzuaddiert.
(D) alle Beobachtungen mit der gleichen Zahl multipliziert.
(E) alle Beobachtungen logarithmiert.

Lösung der Übungsaufgaben

11. (A) Für die Berechnung des Mittelwertes der Tabelle gehen wir davon aus, dass der durchschnittliche Wert in jeder Klasse mit der Klassenmitte übereinstimmt, dass z.B. die 20 Werte in der Klasse (2,4] im Durchschnitt 3 betragen, zusammen also 60 ergeben. Diese Annahme ist spekulativ, muss jedoch gemacht werden, um die Aufgabe überhaupt lösen zu können. Folgende Indizien sprechen dafür, dass der hierdurch entstehende Fehler vermutlich nicht sehr groß ist:

(1) Die Klassenbreiten sind gleich groß.
(2) Die Klassenbesetzung mit 20 bzw. 10 Daten je Klasse ist relativ groß.
(3) Es ist ein stetiges Merkmal, das sich möglicherweise gleichmäßig innerhalb der Klasse verteilt.

Wenn es ein diskretes ganzzahliges Merkmal wäre, könnten in der Klasse (2,4] gemäß der in der Aufgabenstellung definierten Bedeutung der Klammern nur die Werte 3 und 4 vorkommen. Wir müssten den Durchschnitt innerhalb der Klasse dann als 3,5 annehmen.

Die Berechnung von $\bar{x}$ ergibt:

$$20 \cdot 3 = 60$$
$$10 \cdot 5 = 50$$
$$10 \cdot 7 = 70$$
$$10 \cdot 9 = 90$$
$$\Sigma = \mathbf{270}$$

$$\bar{x} = \frac{\Sigma x}{n} = 270/50 = 5{,}4$$

Der arithmetische Mittelwert der klassierten Daten beträgt 5,4. Die Berechnung aus den unklassierten Orginalwerten würde vermutlich zu einem geringfügig abweichenden Ergebnis führen.

12. (A) Zur Beantwortung dieser Frage muss man davon ausgehen, dass die mit den Indizes 1 bis 17 bezeichneten Messwerte bereits der Größe nach sortiert sind. Dann ist der Wert x_9 der Median, weil er in der Mitte aller Werte steht, denn acht sind kleiner/gleich und acht sind größer/gleich x_9.
Es ist möglich, dass einige der 16 verbleibenden Werte mit x identisch sind. Aber auch in diesem Fall steht x in der Mitte aller Werte, so dass die Definition des Medians erfüllt ist.

13. (C) Streng genommen erfüllt jede der unter (A) bis (E) genannten Zahlen die Definition des Medians, die besagt, dass nicht mehr als die Hälfte aller Werte kleiner und nicht mehr als die Hälfte der Werte größer als der Median sein dürfen. Aufgrund einer Konvention gilt der in der Mitte aller „Mediane" liegende Wert als Median.

Sachliche Anmerkung: Wenn die Operationen die letzten 4 Patienten völlig geheilt hätten, würde sich die mediane Überlebenszeit nicht verlängern.

14. (A) Von den insgesamt 20 Kindern haben 11 Kinder einen oder keinen mit Karies befallenen Zahn. „1 kariöser Zahn" ist sowohl Median (Kind „Nr. 10,5") als auch Modalwert (sieben Kinder mit einem kariösen Zahn).

15. (A) Zur Lösung dieser Aufgabe muss man die willkürlich durchnummerierten Kinder zunächst nach der Anzahl ihrer kariösen Zähne sortieren und dann „Kind Nr. 5,5" ermitteln. Zwei Kinder haben keinen und fünf Kinder haben einen kariösen Zahn. „Kind Nr. 5,5" hat deshalb ebenfalls einen kariösen Zahn.

16. (E) Die Bestimmung des Medians ist nur bei Daten sinnvoll, die einer Ordinal-(Rang)skala oder einem höheren Skalenniveau entsprechen. Bei der Verschlüsselung der Fruchtlage handelt es sich um eine Nominalskala, so dass höchstens die Bestimmung des Modalwertes sinnvoll wäre. Das wäre hier die normale Lage, die insgesamt fünfmal vorkommt.

17. (D) Der Median bleibt gleich, weil der Wert 106 auch nach der Subtraktion von 3 weiterhin größer als der Median ist. Deshalb beträgt auch nach der Berichtigung die Hälfte aller Werte 102 oder mehr, und die zweite Hälfte aller Daten beträgt 98 oder weniger. Der Median liegt deshalb auch nach der Datenberichtigung in der Mitte zwischen 98 und 102.

Die Gesamtsumme aller 10 Werte verringert sich um $3 \cdot 3 = 9$, wodurch der arithmetische Mittelwert um $9/10 = 0{,}9$ kleiner wird.

18. (A) Siehe Erläuterungen zu den Aufgaben 12–17.

Übungsaufgaben

19. Welche Maßzahl einer Stichprobe aus einer stetigen Zufallsvariablen ist bei Vorliegen von Ausreißern besonders wenig störanfällig:

(A) geometrischer Mittelwert
(B) Spannweite (Range)
(C) $\tilde{x}$ = Median
(D) $\bar{x}$ = arithmetischer Mittelwert
(E) Varianz s^2

20. Welche Aussage trifft **nicht** zu?

Der Median ändert sich,

(A) wenn zum Mittelwert eine Zahl addiert wird.
(B) wenn zu jedem Wert eine Zahl addiert wird.
(C) wenn der höchste und niedrigste Wert weggelassen werden
(D) wenn m.an den höchsten Wert weglässt.
(E) wenn man den niedrigsten Wert weglässt.

21. In einer Stichprobe nehmen die relativen Häufigkeiten, mit denen die einzelnen Werte eines klassierten quantitativen Merkmals auftreten, mit wachsenden Merkmalswerten ab. Dies lässt vermuten:

(A) Die Beobachtungen sind voneinander abhängig.
(B) Der Median ist kleiner als der Mittelwert.
(C) Die Beobachtungen stammen nicht aus der gleichen Grundgesamtheit.
(D) Die Standardabweichung ist größer als der Erwartungswert.
(E) Es liegt eine Normalverteilung zugrunde.

2.5 Streuungs- oder Dispersionsmaße

22. Die Dauer eines Krankenhausaufenthaltes wegen einer bestimmten Krankheit ist eine Zufallsvariable. Sie besitzt stets dann eine große Varianz, wenn

(A) es sich um eine seltene Krankheit handelt.
(B) es sich um eine häufige Krankheit handelt.
(C) bei dieser Krankheit große Abweichungen von ihrer durchschnittlichen Dauer eine große Wahrscheinlichkeit haben.
(D) die durchschnittliche Dauer der Erkrankung groß ist.
(E) der Krankheitsverlauf von vielen, zum Teil unbekannten Faktoren abhängt.

Aus 11 zufällig gezogenen Krankenblättern einer Klinik ergeben sich als Aufenthaltsdauer, der Größe nach geordnet, in Tagen 4, 7, 8, 8, 9, 9, 10, 10, 10, 12, 12 (Σ = 99).

Ordnen sie jedem der in Liste 1 aufgeführten Maße den dafür richtigen Wert der Liste 2 zu.

Liste 1	**Liste 2**
23. Spannweite	(A) 8
24. Median	(B) 9
25. Mittelwert	(C) 10
	(D) 11
	(E) 12

26. Zwei Zahlengruppen liegen vor:

I: 1, 3, 5, 7
II: 2, 4, 6

Welche der folgenden Behauptungen trifft **nicht** zu?

(A) I und II haben gleiche Mediane.
(B) I und II sind beide symmetrisch bezüglich der Mittelwerte.
(C) I und II haben gleiche Mittelwerte.
(D) I und II haben gleiche empirische Standardabweichungen.
(E) I und II haben ungleiche Spannweiten.

27. Für welche der folgenden Maßzahlen ist die Summe der Abweichungsquadrate der Einzelwerte von der betreffenden Maßzahl am kleinsten?

(A) Standardabweichung
(B) Varianz
(C) Median
(D) Modus
(E) Mittelwert

28. Welche Aussage trifft **nicht** zu?
Als Maßzahlen für die Variabilität in einer Stichprobe sind geeignet ($\bar{x}$ = Mittelwert, $\tilde{x}$ = Median):

(A) $\Sigma (x_i - \bar{x})^2$
(B) $\Sigma (|x_i - \tilde{x}|)$
(C) $\Sigma (x_i - \bar{x})$
(D) $\Sigma (|x_i - \bar{x}|)$
(E) die Differenz zwischen größtem und kleinstem Wert der Stichprobe

Lösung der Übungsaufgaben

19. (C) „Zufallsvariable" ist in diesem Zusammenhang ein zufallsabhängiges quantitatives Merkmal (genaue Definition der Zufallsvariablen s. S. 38). Der Modalwert wird von den Ausreißern überhaupt nicht beeinflusst, er ist jedoch nur sinnvoll für die Stichprobe eines diskreten oder eines klassierten stetigen Merkmals. Der Modalwert ist der häufigste Wert, ein Messwert muss also mindestens zweimal aufgetreten sein, um Modalwert zu sein. In der Stichprobe eines stetigen Merkmals wird jeder Messwert häufig nur ein einziges Mal auftreten, besonders wenn die Messwerte mit vielen Stellen hinter dem Komma versehen sind. Deshalb existiert in einer Stichprobe eines nicht klassierten stetigen Merkmals häufig kein Modalwert.

20. (C) Vgl. Erläuterung zu den Aufgaben 12–17.

21. (B) Untenstehend ist die in der Aufgabenstellung genannte Situation beispielhaft dargestellt.
Der Median beträgt 2, weil 5 Werte größer und 5 Werte kleiner als 2 sind.
Der arithmetische Mittelwert $\bar{x}$ errechnet sich als:

$$\bar{x} = \frac{5 \cdot 1 + 4 \cdot 2 + 3 \cdot 3 + 2 \cdot 4}{5 + 4 + 3 + 2} = 30/14 = 2{,}14$$

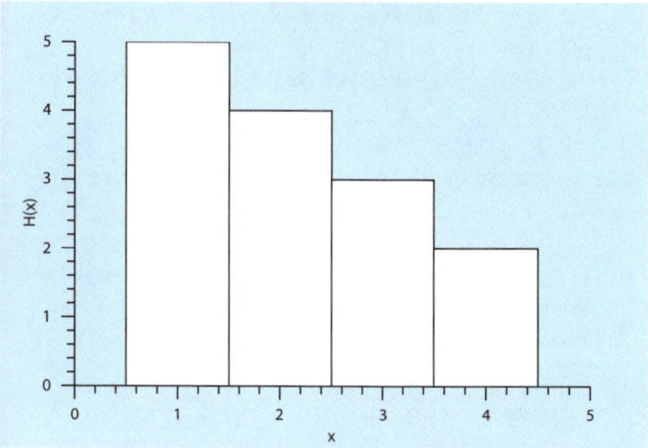

Tatsächlich ist der Median kleiner als der Mittelwert. Dies liegt daran, dass die hohen x-Werte den Mittelwert stärker beeinflussen (weil sie weiter weg sind) als die niedrigen x-Werte.

22. (C) Bei der Berechnung der Varianz werden die Abweichungen vom Mittelwert quadriert. Deshalb erhöhen besonders Einzelwerte mit großen Abweichungen vom Mittelwert, insbesondere auch Ausreißer, die Varianz. Wenn die Abweichung aus vielen einzelnen, entsprechend kleinen Komponenten besteht, kann dies die Varianz sogar reduzieren, wenn sich positive und negative Abweichungskomponenten gegenseitig kompensieren. Ob die einzelnen Abweichungskomponenten bekannt oder unbekannt sind, spielt keine Rolle, für die Varianz ist nur die Gesamtabweichung maßgeblich.

23. (A) Die Spannweite (range) ergibt sich als Differenz zwischen dem größten und dem kleinsten Wert: 12 – 4 = 8.

24. (B) Der Median liegt in der Mitte der 11 Werte, so dass 5 Werte kleiner und 5 Werte größer als der Median sind.

25. (B) Der arithmetische Mittelwert errechnet sich als Summe aller Werte geteilt durch die Anzahl aller Werte:

$$\bar{x} = 99/11 = 9.$$

26. (D) Median und arithmetischer Mittelwert beider Gruppen beträgt 4. Beide Gruppen liegen symmetrisch zum Median. Die Spannweite von Gruppe I beträgt 7–1 = 6 und von Gruppe II 6 – 2 = 4.
Für die empirische Standardabweichung s ergibt sich:

Gruppe I:

$$s = \sqrt{\frac{\sum (x-\bar{x})^2}{n-1}} = \sqrt{\frac{(-3)^2 + (-1)^2 + 1^2 + 3^2}{3}} = \sqrt{\frac{20}{3}} = 2{,}58$$

Gruppe II:

$$s = \sqrt{\frac{\sum (x-\bar{x})^2}{n-1}} = \sqrt{\frac{(-2)^2 + 2^2}{2}} = \sqrt{4} = 2$$

27. (E) Die Summe der Abweichungsquadrate wird bestimmt, um die

$$\text{Varianz } s^2 = \frac{1}{n-1} \sum (x-\bar{x})^2$$

zu errechnen. Wenn anstelle des arithmetischen Mittelwertes $\bar{x}$ eine andere Maßzahl eingesetzt wird, etwa der Median oder der Modalwert, ergibt sich bei der Summe der Abweichungsquadrate ein höherer Wert. Der arithmetische Mittelwert ist die Maßzahl, zu der die Summe der Abweichungsquadrate minimal ist.

28. (C) Der Ausdruck $\Sigma\,(x - \bar{x})$ ergibt dann, wenn die Summe für alle x-Werte gebildet wird, aus denen $\bar{x}$ errechnet wurde, stets Null.

Beispiel: Die Stichprobe sei 1, 3, 5, 8, 10. Hieraus ergibt sich $\bar{x} = (1 + 3 + 5 + 8 + 10)/5 = 5{,}4$.
$\Sigma\,(x - \bar{x}) = -4{,}4 + (-2{,}4) + (-0{,}4) + 2{,}6 + 4{,}6$
$= -7{,}2 + 7{,}2 = 0$
Die positiven und negativen Differenzen ergänzen sich gegenseitig zu Null.

Übungsaufgaben

29. Zur Berechnung der Varianz kann man von jedem einzelnen Messwert eine feste Größe *a* abziehen (bei der Körperlänge von Erwachsenen z.B. 100 cm), damit bei der Rechnung nicht zu große Zahlen auftreten. Dies muss am Schluss der Rechnung berücksichtigt werden durch

(A) Addition von *a*
(B) Multiplikation mit *a*
(C) Addition von a^2
(D) Multiplikation mit a^2
(E) *a* wird bei der Berechnung der Varianz nicht berücksichtigt

30. Bei einem Versuch werden drei Versuchsgruppen von je 10 Ratten gebildet und ihre Gewichte festgestellt. Dabei gilt stets Folgendes:

(A) Der arithmetische Mittelwert aller Daten ist gleich dem arithmetischen Mittelwert der Mittelwerte der drei Gruppen.
(B) Der Median aller Daten ist gleich dem Median der Mediane der drei Gruppen.
(C) Die Summe der Abweichungsquadrate aller 30 Daten vom Gesamtmittelwert ist gleich der Summe der Abweichungsquadrate in den drei Gruppen von den Gruppenmittelwerten.
(D) Die empirische Varianz aller Daten ist gleich dem Mittelwert der drei Varianzen in den drei Gruppen.
(E) Die Spannweite aller Daten ist gleich dem Maximum der Spannweite der drei Gruppen.

31. Welche der folgenden Kenngrößen einer Stichprobe wird (werden) mit zunehmendem Stichprobenumfang nie kleiner?

(1) Mittelwert
(2) empirische Varianz
(3) empirischer Median
(4) Spannweite
(5) Abweichungssumme vom Mittelwert

(A) nur 5 ist richtig
(B) nur 2 und 4 sind richtig
(C) nur 4 und 5 sind richtig
(D) nur 1, 2 und 5 sind richtig
(E) nur 2, 3, 4 und 5 sind richtig

32. Welche Aussage trifft **nicht** zu?

Werden die Beobachtungen in Zentimetern statt in Millimetern ausgedrückt, ändert sich

(A) die Varianz
(B) das arithmetische Mittel
(C) die Standardabweichung
(D) der Median
(E) der Variationskoeffizient

33. Welche Aussage über Streuungsmaße trifft nicht zu?

(A) Für Merkmale mit positiven und negativen Ausprägungen ist es nicht sinnvoll, den Variationskoeffizienten zu verwenden.
(B) Die Spannweite ist ausreißerempfindlich.
(C) Die Varianz ist nur für quantitative Merkmale definiert.
(D) Die Varianz kann stets aus der Standardabweichung ermittelt werden.
(E) Die Varianz ist stets ein Maß für die Abweichung der Beobachtungen von ihrem Median.

2.6 Die empirische Verteilungsfunktion

34. Um die Häufigkeitssummen einer Stichprobe für ein quantitatives Merkmal festzustellen, ist es zweckmäßig, die Daten zunächst

(A) mit ihrer relativen Häufigkeit zu gewichten
(B) nach der Größe zu ordnen
(C) logarithmisch zu transformieren
(D) auf Mittelwert = 0 zu normieren
(E) es zu quadrieren

35. Die empirische Verteilungsfunktion $F(x)$ gibt zu jedem Wert x an:

(A) die Wahrscheinlichkeit, mit der die Beobachtungen kleiner oder gleich x sind
(B) die relative Häufigkeit von Beobachtungen kleiner oder gleich x
(C) die relative Häufigkeit von Beobachtungen größer oder gleich x
(D) die Besetzungszahl der Klasse, in die x fällt
(E) die relative Häufigkeit, mit der x beobachtet wurde

36. Die Verteilungsfunktion $F(x)$ gibt zu jedem Wert die Wahrscheinlichkeit an, dass die Zufallsvariable X einen Wert annimmt, der

(A) kleiner als x ist
(B) kleiner oder gleich x ist
(C) gleich x ist
(D) größer oder gleich x ist
(E) größer als x ist

37. Bei einer Untersuchung wurden die Körpergrößen von 300 Schulkindern gemessen. Dabei wurde festgestellt, dass 60 % der Kinder kleiner als 145 cm sind. Die relative Häufigkeit der Kinder, die mindestens 145 cm groß sind, ist

(A) 0,4
(B) 0,6
(C) 40
(D) 120
(E) 180

Alter in Jahren	bis 35	36–45	46–55	56–65	66–75
abs. Häufigkeit	17	116	493	545	186

38. Gegeben sei die obige Tabelle der absoluten Häufigkeit des Bronchialkarzinoms bei 1357 Männern verschiedener Altersklassen:
Die relative Häufigkeit höchstens 55 Jahre alter Männer unter diesen Patienten ist

(A) 493/1357
(B) (493 + 545 + 186)/1357
(C) (17 + 116 + 493)/1357
(D) (35 + 45 + 55)/1357
(E) 55/1357

Lösung der Übungsaufgaben

29. (E) Wenn von jedem x-Wert die konstante Größe a abgezogen wird, ist auch der arithmetische Mittelwert $\bar{x}$ um die Größe a kleiner: $x_i - a = x'_i$
daraus folgt: $\bar{x} - a = \bar{x}'$.

Die Abweichung vom Mittelwert $(x_i - \bar{x})$ bleibt jedoch konstant: $(x_i - \bar{x}) = (x'_i - \bar{x}')$. Entsprechend bleibt das Abweichungsquadrat und damit bleibt auch die Summe aller Abweichungsquadrate konstant.

30. (A) Aussage A ist richtig. Dies sei an einem vereinfachten Beispiel erläutert:

Gruppe	I:	4, 5, 9	$\bar{x} = 18/3 = 6$
Gruppe	II:	4, 7, 10	$\bar{x} = 21/3 = 7$
Gruppe	III:	12, 14, 16	$\bar{x} = 42/3 = 14$

Der arithmetische Mittelwert $\bar{x}_g$ aller Gruppen errechnet sich als

$$\bar{x}_g = (18 + 21 + 42)/(3 + 3 + 3) = 81/9 = 9$$

oder als $\bar{x}_g = 27/3 = 9$

Die Rechnung geht nur deshalb auf, weil alle Stichproben denselben Stichprobenumfang haben.

(B) ist falsch, in unserem Beispiel beträgt der Median aller Daten 9, der Median der Mediane ist 7.

Die unter (C) und (E) genannten Streuungsparameter sind für alle drei Gruppen zusammen in der Regel größer als innerhalb der einzelnen Gruppen.

31. (C) Wenn bei der Erweiterung einer Stichprobe Werte hinzukommen, die kleiner als der kleinste oder größer als der größte bisherige Wert sind, vergrößert sich die Spannweite. Die Abweichungsquadratsumme vom Mittelwert wird durch alle hinzukommenden Werte erhöht, die nicht mit dem Mittelwert identisch sind. Die Varianz hingegen wird nicht zwangsläufig erhöht, weil bei größer werdendem Stichprobenumfang n auch der Nenner der entsprechenden Formel größer wird.

32. (E) Der Variations- oder Variabilitätskoeffizient ist als $s/\bar{x} \cdot 100\,\%$ definiert. Wenn die Werte in Millimetern statt in Zentimetern angegeben werden, erhöht sich sowohl der Zähler als auch der Nenner um den Faktor 10, der Quotient bleibt unverändert.

33. (E) Die Varianz ist ein Maß für die Abweichungen vom arithmetischen Mittelwert $\bar{x}$.

34. (B) Die Häufigkeitssumme eines Merkmals x_i gibt an, wie häufig ein Merkmal vorgekommen ist, das kleiner oder genauso groß wie x_i ist. In Tabelle 2.3 des Lehrbuchs ist in der rechten Spalte die Häufigkeitssumme für alle Entlassungstage x angegeben. In dieser Tabelle sind die Liegezeiten ihrer Größe nach angeordnet.

35. (B) Die relative Häufigkeit kann als Schätzwert für die Wahrscheinlichkeit dienen, ist aber selbst noch keine Wahrscheinlichkeit.

36. (B) Zufallsvariable bedeutet hier ein zufallsabhängiges quantitatives Merkmal, genaue Definition s. S. 38 f.

37. (A) Die relative Häufigkeit beträgt 1 - 0,6 = 0,4, denn die Kinder sind entweder kleiner als 145 cm oder mindestens 145 cm groß.
Die absolute Häufigkeit beträgt 0,4 · 300 = 120.

38. (C) Insgesamt sind 17 + 116 + 493 = 626 Männer höchstens 55 Jahre alt. Die relative Häufigkeit ergibt sich als Division durch die Gesamtzahl aller Männer.

Übungsaufgaben

39. Ein Wert x, für den die Verteilungsfunktion einer stetigen Zufallsvariablen den Wert 0,5 annimmt, ist stets

(A) die Stelle der größten Wahrscheinlichkeitsdichte
(B) der Mittelwert
(C) der Median
(D) die Stelle des steilsten Anstiegs der Verteilungsfunktion
(E) ein Wendepunkt der Verteilungsfunktion

40. Die 5-Jahres-Überlebensquote ergibt sich aus

(A) dem Mittelwert der Überlebenszeiten
(B) dem Median der Überlebenszeiten
(C) der Varianz der Überlebenszeiten
(D) der Verteilungsfunktion der Überlebenszeiten
(E) der Regression der Überlebenszeiten

41. Die Patientinnen einer Klinik, die an einem Mammakarzinom operiert wurden, werden regelmäßig zu Nachsorgeuntersuchungen einbestellt. Der Anteil der Frauen, die die Operation fünf Jahre überlebt haben (5-Jahres-Überlebensrate), berechnet sich aus

(A) Mittelwert und Varianz der Überlebenszeiten und Umrechnung in eine Standardnormalverteilung
(B) dem empirischen Median x der Überlebenszeiten
(C) dem empirischen Quantil $x_{0,5}$ der Überlebenszeiten
(D) der empirischen Verteilungsfunktion der Überlebenszeiten, indem man zum Quantil $x_{p=5}$ das zugehörige p bestimmt
(E) dem Regressionskoeffizienten der Überlebenszeiten in Abhängigkeit vom Aufnahmedatum

Lösung der Übungsaufgaben

39. (C) Die Hälfte aller Werte ist kleiner als der Wert x, für den die Verteilungsfunktion den Wert 0,5 annimmt und weil es eine stetige Zufallsvariable ist, bei der ganz selten ein identischer Wert zweimal vorkommt, ist auch die Hälfte aller Werte [a]größer als x. Das ist genau die Definition des Medians.

40. (D) Die 5-Jahres-Überlebensrate oder Überlebensquote gibt an, welcher Anteil der Patienten nach 5 Jahren noch lebt. Die Verteilungsfunktion F(5 Jahre) gibt an, welcher Anteil der Personen nach fünf Jahren gestorben ist.

    Die Überlebensrate ergibt sich deshalb als 1 – F(5 Jahre).

    Der Median der Überlebenszeiten ist die Zeit t, für die gilt $F(t) = 0{,}5$. Hierbei muss geprüft werden, ob es eventuell mehrere t-Werte gibt, für die gilt $F(t) = 0{,}5$. Falls ja, ist der Mittelwert dieser t-Werte der Median.

    Beispiel: F(800 Tage) = 0,5, weil der 40. von 80 Patienten nach 800 Tagen gestorben ist.
    F(830 Tage) = 0,525, weil der 41. Patient nach 830 Tagen gestorben ist. Der Median liegt in diesem Fall bei 815 Tagen. Für alle Tage von 800 bis 829 gilt $F(t) = 0{,}5$.

41. (D) Das Quantil $x_{p=5}$ gibt den Anteil p aller Frauen an, die mindestens 5 Jahre überleben. Dies entspricht der 5-Jahres-Überlebensrate.

Übungsaufgaben

Anmerkung: Die Aufgaben zu diesem Kapitel sind besonders "knifflig". Man muss sich viel Zeit nehmen, um den richtigen Lösungsansatz zu finden.

3.1 Grundbegriffe

1. Die relative Häufigkeit des Eintretens eines Ereignisses A in n unabhängigen Versuchen strebt mit wachsendem n (nach Wahrscheinlichkeit) gegen den festen Wert $p = P(A)$.
Dies folgt direkt aus

(A) den Eigenschaften standardisierter Zufallsvariablen
(B) der Definition der bedingten Wahrscheinlichkeit
(C) dem (schwachen) Gesetz der großen Zahl
(D) dem Zentralen Grenzwertsatz
(E) dem Grenzverhalten der Poissonverteilung

2. Die Wahrscheinlichkeit einer schweren Blutung bei einer Biopsie aus der Schilddrüse sei 0,008. Dann ist der Erwartungswert für die absolute Häufigkeit dieses Zwischenfalls bei 120 Untersuchungen:

(A) 0,96
(B) 8
(C) 9,6
(D) 96
(E) Keine Aussage trifft zu.

3. Die 5-Jahres-Überlebensrate (Wahrscheinlichkeit, länger als 5 Jahre zu leben) beim Dickdarmkarzinom betrage aufgrund langjähriger Erfahrung 60 %, auch im Einzugsgebiet des Krankenhauses in A. Ein Arzt für Allgemeinmedizin in A hat 2 Patienten mit dieser Diagnose überwiesen, die kurz darauf gestorben sind. Für die nächsten 3 Patienten dieses Arztes mit dieser Erkrankung ist mit einer 5-Jahres-Überlebensrate zu rechnen, die

(A) weniger als 60 % beträgt, da aufgrund des Gesetzes der Serie mit weiteren Todesfällen zu rechnen ist.
(B) weniger als 60 % beträgt, da die beiden Todesfälle gezeigt haben, dass die 5-Jahres-Überlebenschance in A jetzt kleiner als 60 % ist.
(C) mehr als 60 % beträgt, da nur so ein allzu starkes Abweichen der beim Arzt beobachteten relativen Häufigkeit von der Wahrscheinlichkeit 60 % vermieden wird.
(D) 60 % beträgt, da aufgrund der vorliegenden Angaben kein Abweichen von der genannten Wahrscheinlichkeit anzunehmen ist.
(E) Für 3 Fälle kann keine Wahrscheinlichkeitsaussage gemacht werden.

4. Es sei angenommen, dass der Wochentag keinen Einfluss auf das Eintreten von Herzinfarkten hat. Dann folgt die Verteilung der Infarktzeitpunkte auf die Wochentage einer

(A) Poissonverteilung (Gesetz der seltenen Ereignisse)
(B) Binomialverteilung
(C) Gleichverteilung
(D) χ^2-Verteilung
(E) Normalverteilung

3.2. Die Beziehung zwischen zwei Ereignissen

5. Zwei Ereignisse heißen stochastisch unabhängig, falls

(A) sie niemals gemeinsam eintreten können.
(B) sie stets gemeinsam eintreten.
(C) genau eines der beiden Ereignisse eintritt.
(D) stets mindestens eines der beiden Ereignisse eintritt.
(E) Keine der Aussagen (A)–(D) ist richtig.

6. Wie groß ist die Wahrscheinlichkeit, dass in Familien mit 3 Knaben das 4. Kind wieder ein Knabe ist? (Die allgemeine Wahrscheinlichkeit für eine Knabengeburt sei als ½ angenommen.)

(A) größer als ½
(B) genau ½
(C) kleiner als ½
(D) $(½)^4$
(E) nahe 0

7. Was sind voneinander unabhängige Ereignisse?

(A) Zustand an aufeinanderfolgenden Krankheitstagen
(B) diastolischer und systolischer Blutdruck
(C) das Geschlecht zweier Geschwister
(D) Gewicht und Körpergröße
(E) Art der Krankheit und Mortalität

8. In den folgenden Situationen haben wir teils unabhängige, teils abhängige Daten. In welcher (welchen) sind die Werte unabhängig?

(1) Bei einem Patienten wird der systolische Blutdruck vor und nach einer Behandlung gemessen.
(2) Ein Ehepaar bekommt als 1. Kind ein Mädchen, als 2. Kind ein Mädchen, als 3. Kind einen Jungen.
(3) Bei 20 Patienten wurde pro Patient ein Blutzuckerwert bestimmt.

(A) nur in 1
(B) nur in 2
(C) nur in 1 und 2
(D) nur in 1 und 3
(E) nur in 2 und 3

9. In einem Patientengut betrage der Anteil der Kranken, die

lungenkrank sind	60 %
herzkrank sind	50 %
beide Krankheiten haben	30 %

Der Anteil der Kranken, die genau eine der beiden Krankheiten haben, beträgt

(A) 20 %
(B) 30 %
(C) 40 %
(D) 50 %
(E) 60 %

10. Bei einer Vorsorgeuntersuchung waren 13 % der untersuchten Personen herzkrank und 10 % lungenkrank, 80 % hatten keine der beiden Krankheiten.
Wie hoch war der Anteil der untersuchten Personen, die sowohl herz- als auch lungenkrank waren?

(A) 1,3 %
(B) 3 %
(C) 10 %
(D) 17 %
(E) 20 %

Lösung der Übungsaufgaben

1 (C) Das Gesetz der großen Zahl besagt, dass die Differenz zwischen der Wahrscheinlichkeit und relativen Häufigkeit eines zufallsabhängigen Ereignisses durch eine Vergrößerung der Zahl der Beobachtungen beliebig klein gehalten werden kann.

2 (A) Man muss die Einzelwahrscheinlichkeit mit der Gesamtzahl der Beobachtungen multiplizieren:
$0{,}008 \cdot 120 = 0{,}96$.

3 (D) Aus der Sicht des Statistikers ist die Überlebenszeit ebenso wie beispielsweise das Ergebnis eines Münzwurfes ein zufallsabhängiges Ereignis. Die Wahrscheinlichkeit eines zufälligen Ereignisses kann durch die relative Häufigkeit geschätzt werden. Die Genauigkeit, mit der die relative Häufigkeit die Wahrscheinlichkeit schätzt, hängt von der Anzahl der Beobachtungen ab.

Bei nur zwei Beobachtungen (wie in der vorliegenden Aufgabe) kann die relative Häufigkeit nur die Werte 0,0, 0,5 und 1,0 annehmen und ist ein sehr ungenauer Schätzwert für die zugrundeliegende Wahrscheinlichkeit. Wenn man bei zwei Münzwürfen „Wappen" erhält, berechtigt dies nicht dazu, daran zu zweifeln, dass „Wappen" in nur 50 % der Fälle zu erwarten ist. Ebensowenig berechtigen die beiden beobachteten Todesfälle zu Zweifeln an der langjährigen Erfahrung, dass die 5-Jahres-Überlebensrate 60 % beträgt.

Anders sieht die Situation aus, wenn die genaue Analyse der beiden verstorbenen Patienten ergibt, dass sie aufgrund bestimmter Merkmale wie Tumorausbreitung, Alter usw. in eine prognostisch besonders günstige Untergruppe gehören, die aufgrund langjähriger Erfahrung eine 5-Jahres-Überlebensrate von z.B. 95 % aufweist. Hier wären sicherlich Zweifel angebracht, beispielsweise an der diagnostischen Einordnung der Patienten oder am Therapiekonzept.

4 (C) Es liegt eine Gleichverteilung vor, die Herzinfarkte sind auf alle Wochentage gleich verteilt.

5 (E) Eine stochastische oder statistische Unabhängigkeit zweier Ereignisse besagt, dass das Auftreten eines Ereignisses die Wahrscheinlichkeit für das Auftreten des anderen Ereignisses nicht beeinflusst.

6 (B) Das Geschlecht des 4. Kindes ist vom Geschlecht der Geschwister unabhängig, so dass die Wahrscheinlichkeit für eine Knabengeburt wie in der Aufgabe angegeben gleich 0,5 ist.

7 (C) Die unter A, B, D und E genannten Ereignisse sind voneinander abhängig, weil bei Kenntnis des einen Ereignisses Vermutungen über das andere Ereignis geäußert werden können. Wenn z.B. der systolische Blutdruck 140 mm Hg beträgt, erwartet man den diastolischen Wert bei ca. 100 mm Hg.

8 (E) Der Blutdruck nach einer Behandlung ist vom Blutdruck vor der Behandlung abhängig, weil man annehmen kann, dass die Werte um einen bestimmten Betrag verändert werden.

9 (D) 60 % – 30 % = 30 % der Patienten sind nur lungenkrank, und 50 % – 30 % = 20 % sind nur herzkrank. 30 % + 20 % = 50 % haben genau eine der beiden Krankheiten.

10 (B) 80 % aller untersuchten Personen hatten keine der beiden Krankheiten, 13 % waren herzkrank, demnach verbleiben 7 %, die weder herzkrank noch gesund, also lungenkrank waren. Insgesamt waren jedoch 10 % lungenkrank, hieraus folgt, dass 3 % der untersuchten Personen sowohl herz- als auch lungenkrank waren.

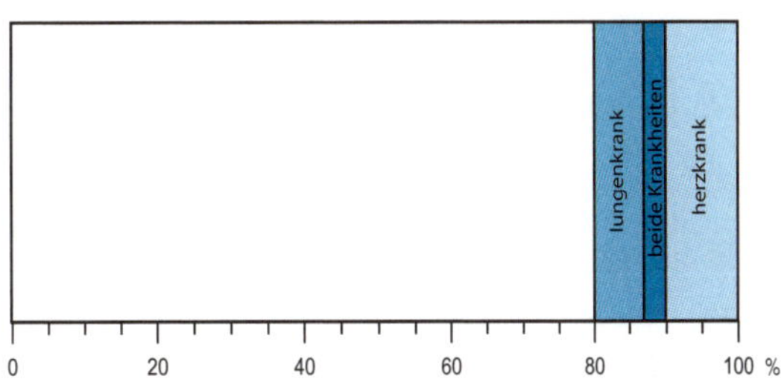

Übungsaufgaben

3.3 Der Additionssatz

11. Der Additionssatz der Wahrscheinlichkeitsrechnung besagt, dass die Summe der Einzelwahrscheinlichkeiten von beliebigen Ereignissen stets gleich ist der Wahrscheinlichkeit für das

(A) gemeinsame Eintreten dieser Ereignisse
(B) Eintreten von mindestens einem dieser Ereignisse
(C) Eintreten von mindestens einem dieser Ereignisse, falls diese disjunkt sind
(D) Eintreten von genau einem dieser Ereignisse, falls diese nicht disjunkt sind
(E) gemeinsames Eintreten dieser Ereignisse, falls diese disjunkt sind

12. *A* sei die Menge der Hochdruckkranken einer Klinik. *B* sei die Menge der Diabeteskranken einer Klinik. Dann ist $A \cap B$ die Menge aller Patienten, die an

(A) beiden genannten Krankheiten gleichzeitig leiden
(B) höchstens einer der genannten Krankheiten leiden
(C) keiner der genannten Krankheiten leiden
(D) genau einer der genannten Krankheiten leiden
(E) mindestens einer der genannten Krankheiten leiden

13. *P* sei die Wahrscheinlichkeit, dass ein 50-Jähriger in den nächsten fünf Jahren einen malignen Tumor bekommt, *Q* die Wahrscheinlichkeit, in dieser Zeit an Diabetes zu erkranken, und *R* die Wahrscheinlichkeit, in dieser Zeit an beiden Krankheiten zu erkranken.

Die Wahrscheinlichkeit, nur eine der beiden Krankheiten zu bekommen, ist damit:

(A) $P + Q - 2R$
(B) $P + Q - R$
(C) $P + Q$
(D) R
(E) Die Wahrscheinlichkeit lässt sich nur dann angeben, wenn beide Erkrankungen voneinander unabhängig sind.

3.4 Der Multiplikationssatz

14. Bei einer Maus wird das linke Ohr mit dem Karzinogen *A* und das rechte Ohr mit dem Karzinogen *B* bepinselt. Die Wahrscheinlichkeit, damit ein Karzinom zu induzieren, betrage 0,2 bzw. 0,5. Man kann voraussetzen, dass sich *A* und *B* gegenseitig nicht beeinflussen.
Die Wahrscheinlichkeit, bei der Maus mindestens ein Karzinom zu erzeugen, ist:

(A) 0,1
(B) 0,2
(C) 0,4
(D) 0,5
(E) 0,6

15. Unter der Annahme, dass linksseitige Migräne gleich wahrscheinlich wie rechtsseitige ist, beträgt die Wahrscheinlichkeit, dass von 10 zufällig ausgewählten Migränepatienten alle 10 Migräne auf der rechten Seite haben,

(A) $(1/2)^{10}$
(B) 1/20
(C) 1/10
(D) 1/2
(E) Die Wahrscheinlichkeit lässt sich nicht angeben.

16. Welche Aussage trifft zu?

Die Wahrscheinlichkeit, dass in einer Familie mit 3 Kindern alle Kinder das gleiche Geschlecht haben, beträgt

(A) 1/2, da in jedem Fall 2 gleichgeschlechtliche Kinder auftreten müssen und die Wahrscheinlichkeit, dass das dritte zum selben Geschlecht gehört, 1/2 ist
(B) 1/2, da bei 4 Möglichkeiten (kein, ein, zwei, drei Knaben) genau 2 der 4 Fälle zutreffen
(C) 2/3, da bei den 3 gleichwahrscheinlichen Fällen (nur Knaben, nur Mädchen, gemischt) genau zwei zutreffen
(D) 1/4, da die Wahrscheinlichkeit von 3 Knabengeburten 1/8 beträgt, ebenso die Wahrscheinlichkeit von 3 Mädchengeburten
(E) Keine der Aussagen trifft zu.

17. Die Wahrscheinlichkeit, bei einem Bronchialkarzinom die richtige Diagnose zu stellen, sei bei

(1) zytologischer Sputumuntersuchung gleich 0,8
(2) histologischer Untersuchung von Material einer Probeexcision gleich 0,9
(3) röntgenologischer Untersuchung gleich 0,7
(4) Perkussion gleich 0,01

Unter Annahme der Unabhängigkeit der genannten Diagnoseverfahren ist die Wahrscheinlichkeit einer Fehldiagnose kleiner als 0,03 bei der Untersuchungskombination

(A) 1 mit 2
(B) 1 mit 3
(C) 1 mit 4
(D) 2 mit 4
(E) bei keiner der genannten Untersuchungskombinationen

Lösung der Übungsaufgaben

11 (C) Der Additionssatz für disjunkte (unvereinbare) Ereignisse lautet:

$$P(A \cup B) = P(A) + P(B)$$

Hierbei bedeutet $P(A \cup B)$ die Wahrscheinlichkeit für das Auftreten von Ereignis A oder B.

12 (A) Die Menge $A \cap B$ ist die Schnittmenge der Hochdruckkranken A und Diabeteskranken B und umfasst alle Patienten, die an beiden Krankheiten gleichzeitig leiden. Im Gegensatz dazu stellt die Menge $A \cup B$ die Vereinigungsmenge beider Erkrankungen dar und umfasst alle Patienten, die an Krankheit A und/oder Krankheit B leiden.

13 (B) Nach dem Additionssatz für vereinbare Ereignisse gibt der Ausdruck $P + Q - R$ die Wahrscheinlichkeit für *genau eine* Erkrankung an. $P + Q$ würde auch die Schnittmenge R beinhalten. Die Schnittmenge R beinhaltet die Fälle, bei denen der Patient an beiden Erkrankungen leidet. Diese Situation ist aber nicht gefragt, wenn *nur nach einer* Erkrankung gefragt ist, muss die Schnittmenge abgezogen werden.

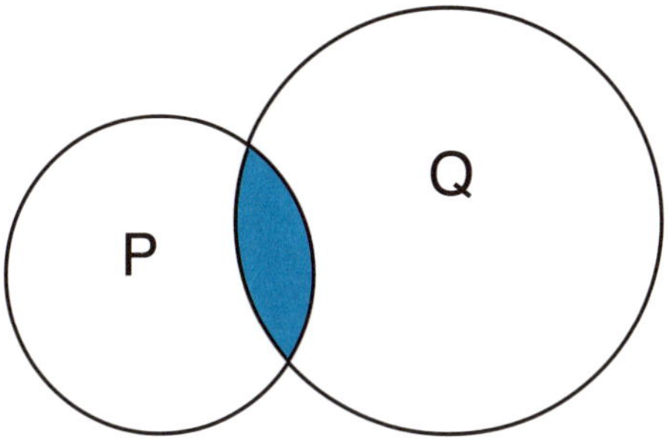

Der linke Kreis stellt P dar, der rechte Q, der sich überlappende Teil beider Kreise, die Schnittmenge, heißt R

14 (E) Mit der Wahrscheinlichkeit 0,2 bekommt die Maus auf dem linken Ohr ein Karzinom, mit der Wahrscheinlichkeit 0,5 auf dem rechten Ohr. Weil sich die Karzinogene gegenseitig nicht beeinflussen, sind die Entstehungen von Karzinomen links und rechts voneinander unabhängige Ereignisse.
Die Wahrscheinlichkeit für zwei Karzinome wird nach dem Multiplikationssatz als Produkt der Einzelwahrscheinlichkeiten berechnet:

$$0{,}2 \cdot 0{,}5 = 0{,}1$$

Nach dem Additionssatz für vereinbare Ereignisse ergibt sich die Wahrscheinlichkeit für mindestens ein Ereignis als Summe der Einzelwahrscheinlichkeiten minus der Wahrscheinlichkeit für das gemeinsame Auftreten:

$$0{,}2 + 0{,}5 - 0{,}1 = 0{,}6$$

Alternativer Rechenweg: Nur links tritt ein Karzinom mit der Wahrscheinlichkeit $0{,}2 - 0{,}1 = 0{,}1$ auf, nur rechts mit der Wahrscheinlichkeit $0{,}5 - 0{,}1 = 0{,}4$, rechts oder links gleichzeitig wie oben ausgerechnet mit $0{,}2 \cdot 0{,}5 = 0{,}1$. An mindestens einer Stelle, also entweder nur links oder nur rechts oder an beiden Ohren tritt ein Karzinom nach dem Additionssatz für unvereinbare Ereignisse mit der Wahrscheinlichkeit $0{,}1 + 0{,}4 + 0{,}1 = 0{,}6$ auf.

15 (A) Die Wahrscheinlichkeit, dass ein zufällig ausgewählter Patient Migräne auf der rechten Seite hat, beträgt 0,5. Weil Patienten zufällig ausgewählt werden, ist die Migränelokalisation eines Patienten von der Lokalisation der vorausgegangenen Patienten unabhängig. Die Wahrscheinlichkeit, dass zwei zufällig ausgewählte Patienten Migräne auf der rechten Seite haben, ergibt sich nach dem Multiplikationssatz für unabhängige Ereignisse als $0{,}5 \cdot 0{,}5 = 0{,}25$. Für drei Patienten gilt $0{,}5 \cdot 0{,}5 \cdot 0{,}5 = 0{,}125$ usw. Für 10 Patienten gilt $(½)^{10} = 0{,}0009766$.

16 (D) Die unter D angegebene Wahrscheinlichkeit von 1/8 für drei Knaben ergibt sich nach dem Multiplikationssatz für unabhängige Ereignisse als $1/2 \cdot 1/2 \cdot 1/2 = 1/8$.

Ein anderer Rechenweg besteht darin, anzugeben, mit welcher Wahrscheinlichkeit das zweite und das dritte Kind dasselbe Geschlecht wie das erste haben, gleichgültig, ob das erste Kind ein Junge oder ein Mädchen ist. Diese Wahrscheinlichkeit beträgt jeweils 1/2. Gleichgeschlechtlichkeit aller drei Kinder liegt nur dann vor, wenn sowohl das zweite als auch das dritte Kind dasselbe Geschlecht wie das erste haben. Hier findet wieder der Multiplikationssatz Anwendung:

$$1/2 \cdot 1/2 = 1/4.$$

17 (A) Die Wahrscheinlichkeit einer Fehldiagnose beträgt
bei (1) 0,2,
bei (2) 0,1,
bei (3) 0,3 und
bei (4) 0,99.

Für die Kombinationen ergibt sich:

(1) mit (2):	$0{,}2 \cdot 0{,}1 = 0{,}02$
(1) mit (3):	$0{,}2 \cdot 0{,}3 = 0{,}06$
(1) mit (4):	$0{,}2 \cdot 0{,}99 = 0{,}198$
(2) mit (4):	$0{,}1 \cdot 0{,}99 = 0{,}098$

Die Wahrscheinlichkeit einer Fehldiagnose ist am kleinsten bei der Kombination der beiden sichersten Methoden 1 und 2 und ist hier niedriger als der in der Frage genannte Wert von 0,03 = 3 %.

Übungsaufgaben

18. Beim Bronchialkarzinom können Karzinomzellen von der Tumoroberfläche abgeschilfert und im Sputum zytologisch nachgewiesen werden. Die Wahrscheinlichkeit, dass beim Bronchialkarzinom Karzinomzellen im Sputum nachgewiesen werden, sei 0,8, und dieser Nachweis sei an einem Tag unabhängig vom Nachweis an einem anderen Tag.

    Unter diesen Voraussetzungen ist die Wahrscheinlichkeit, ein vorhandenes Bronchialkarzinom bei Sputumuntersuchungen an drei aufeinanderfolgenden Tagen mindestens einmal nachzuweisen gleich

(A) $(0{,}8)^3 = 0{,}512$
(B) $(0{,}2)^3 = 0{,}008$
(C) $(0{,}8)^3 - (0{,}2)^3 = 0{,}504$
(D) $1 - (0{,}8)^3 = 0{,}488$
(E) $1 - (0{,}2)^3 = 0{,}992$

19. Bei einer Infektionskrankheit verlaufen 40 % der Fälle stumm. Wie groß ist die Wahrscheinlichkeit, dass von zwei infizierten Personen keine manifest erkrankt?

(A) $1 - (0{,}4)^2$
(B) $1 - (0{,}6)^2$
(C) $(0{,}6)^2$
(D) $(0{,}4)^2$
(E) $2 \cdot 0{,}6 \cdot 0{,}4$

20. Bei einer Infektionskrankheit verlaufen 40 % der Fälle stumm. Wie groß ist die Wahrscheinlichkeit, dass von zwei infizierten Personen mindestens eine manifest erkrankt?

(A) $1 - (0{,}4)^2$
(B) $1 - (0{,}6)^2$
(C) $(0{,}6)^2$
(D) $(0{,}4)^2$
(E) $2 - 0{,}6 - 0{,}4$

Lösung der Übungsaufgaben

18 (E) Die Wahrscheinlichkeit einer Fehldiagnose an allen drei Tagen beträgt $(0{,}2)^3 = 0{,}008$. Der Nachweis an mindestens einem Tag liegt genau dann vor, wenn nicht an allen drei Tagen eine Fehldiagnose stattfindet. Aus diesem Grunde kann man die Lösung als $1 - (0{,}2)^3 = 0{,}992$ errechnen.
Bei dieser Aufgabe ist eine Berechnung jedoch nicht nötig, denn wenn die diagnostische Sicherheit am ersten Tag bereits 80 % beträgt, so muss diese Sicherheit nach 3 Tagen mehr als 80 % betragen.
Deshalb kommt nur Antwort (E) in Frage.

19 (D) Wenn keine Person manifest erkrankt, verläuft die Krankheit bei beiden Personen stumm. Bei der ersten Person verläuft sie mit $p = 0{,}4$ stumm, bei der zweiten Person ebenfalls. Die Wahrscheinlichkeit für den gleichzeitigen stummen Verlauf bei beiden Personen ergibt sich nach dem Multiplikationssatz als $0{,}4 \cdot 0{,}4 = 0{,}16$.

20 (A) Insgesamt sind 4 Ereigniskombinationen möglich. Es erkranken:

(a) nur die 1. Person
(b) nur die 2. Person
(c) beide Personen
(d) keine der beiden Personen

Die vier Ereignisse (a) bis (d) schließen sich gegenseitig aus. Die Gesamtwahrscheinlichkeit beträgt 1. In der Aufgabe ist nach der Gesamtwahrscheinlichkeit der Ereigniskonstellation (a) bis (c) gefragt.
Die Wahrscheinlichkeit für die Ereigniskonstellation (d) beträgt – wie in Aufgabe 19 besprochen – $(0{,}4)^2 = 0{,}16$.

Die Gesamtwahrscheinlichkeit für (a) bis (c) beträgt deshalb $1 - (0{,}4)^2 = 1 - 0{,}16 = 0{,}84$.

Ein alternativer Rechenweg besteht darin, die Wahrscheinlichkeiten für (a) bis (c) getrennt auszurechnen und nach dem Additionssatz für unvereinbare Ereignisse zu addieren:

a) $0{,}6 \cdot 0{,}4 = 0{,}24$
b) $0{,}4 \cdot 0{,}6 = 0{,}24$
c) $0{,}6 \cdot 0{,}6 = 0{,}36$
$\Sigma = \mathbf{0{,}84}$

Übungsaufgaben

4.1 Abhängige Ereignisse

1. Welche der Aussagen für zwei Ereignisse A und B gilt stets?

(A) $P(A|B) + P(A|\bar{B}) = 1$
(B) $P(A|B) + P(\bar{A}|B) = 1$
(C) $P(A|B) + P(\bar{A}|\bar{B}) = 1$
(D) $P(A|B) + P(B|A) = 1$
(E) $P(A|B) + P(\bar{B}|A) = 1$

2. *A* und *B* sind zwei Ereignisse. Es gilt stets:

(A) $P(A|B) = P(A) - P(A|B)$
(B) Schließen sich *A* und *B* gegenseitig aus, dann gilt $P(A|B) = 1$
(C) $P(A \cap B) = P(A) \cdot P(A|B)$
(D) Bei Unabhängigkeit ist $P(A|B) = P(A)$
(E) Die bedingte Wahrscheinlichkeit $P(A|B)$ ist größer als $P(A)$.

3. Zum Staatsexamen (alter Art) teilt ein Prüfer in Pathologie das Wissensgebiet in 10 Körperregionen und je 5 pathologische Prozessarten (Entzündungen, Tumore usw.) ein. Die 50 Themen sind auf Karten geschrieben, von denen jeder Kandidat eine Karte zieht (ohne Zurücklegen). Wie groß ist die Wahrscheinlichkeit, dass in einer Prüfungsgruppe alle 4 Kandidaten Tumorthemen ziehen?

(A) $(\frac{1}{5})^4$
(B) $(\frac{1}{10})^4$
(C) $(\frac{1}{50} \cdot \frac{1}{49} \cdot \frac{1}{48} \cdot \frac{1}{47})$
(D) $10/50 \cdot 9/50 \cdot 8/50 \cdot 7/50$
(E) $10/50 \cdot 9/49 \cdot 8/48 \cdot 7/47$

4. In folgender Tabelle sind die beobachteten Häufigkeiten der Ereignisse *A*, B, C und D eingetragen.

	A	*B*	*A* + *B*
C	25	35	60
D	25	15	40
C + *D*	50	50	100

Wie groß sind die relativen Häufigkeiten für die Schnittmenge *C* mit *A* ($C \cap A$) und für *C* unter der Bedingung *A* ($C|A$)?

	$C \cap A$	$C|A$
(A)	0,25	0,5
(B)	0,25	0,415
(C)	0,5	0,5
(D)	0,5	0,25
(E)	0,25	0,25

5. *E* sei das Ereignis, an einer bestimmten Krankheit zu sterben, und K das Ereignis, diese Krankheit zu bekommen. Dann bezeichnet man die bedingte Wahrscheinlichkeit $P(E|K)$ als

(A) Mortalität
(B) Morbidität
(C) Sterbewahrscheinlichkeit
(D) Inzidenz
(E) Letalität

6. Es sei *A* das Ereignis einer malignen Erkrankung und *B* eine besondere Gefährdung. Das relative Risiko ist gegeben durch

(A) $P(A|B)$
(B) $P(A|B)/P(A|\bar{B})$
(C) $P(B|A)/P(B|\bar{A})$
(D) $P(A|B)/P(B)$
(E) $P(B|A)$

7. q_x sei die Wahrscheinlichkeit für einen Patienten, der vor genau *x* Jahren operiert wurde, im nächsten Jahr zu sterben. q_3 ist also z.B. die Wahrscheinlichkeit, im 4. Jahr nach der Operation zu sterben unter der Bedingung, dass der Patient 3 Jahre nach der Operation noch gelebt hat. Die sog. 5-Jahres-Heilung bedeutet dann

(A) $q_0 \cdot q_1 \cdot \ldots \cdot q_5$
(B) q_5
(C) $(1 - q_0) \cdot \ldots \cdot (1 - q_4)$
(D) $1 - q_0 - q_1 - q_2 - q_3 - q_4$
(E) $1 - q_5$

8. Ein Patient soll sich der Operation *A* und nach geraumer Zeit der Operation *B* unterziehen. Aufgrund langjähriger Erfahrung kennt man die Wahrscheinlichkeit 0,1 bzw. 0,3 diese Operation nicht zu überleben und kann voraussetzen, dass das Risiko von *B* nicht durch die Operation *A* beeinflusst wird.
Die Wahrscheinlichkeit, dass der Patient nicht beide Operationen überlebt, ist

(A) 0,10
(B) 0,20
(C) 0,30
(D) 0,37
(E) 0,40

Lösung der Übungsaufgaben

1 (B) Im Klartext heißt es, die Wahrscheinlichkeit für das Auftreten von *A*, nachdem *B* eingetreten ist, plus die Wahrscheinlichkeit dafür, dass *A* nicht auftritt, nachdem *B* eingetreten ist, ist 1. Weil es keine dritte Möglichkeit gibt, ist die Summe beider Ereigniskonstellationen das sog. „sichere Ereignis" mit der Wahrscheinlichkeit 1. Wichtig ist hierbei, dass auch bei der zweiten Ereigniskonstellation $P(\bar{A}|B)$ von derselben Voraussetzung ausgegangen wird, nämlich dem vorherigen Auftreten von *B*. Die unter (B) gemachte Aussage ist identisch mit dem Spruch: „Wenn der Hahn kräht auf dem Mist (= Bedingung *B*), ändert sich das Wetter (= Ereignis *A*) oder es bleibt wie es ist (= Ereignis $\bar{A}$)".

2 (D) $P(A|B)$ gibt die Wahrscheinlichkeit dafür an, dass das Ereignis *A* auftritt unter der Bedingung, dass das Ereignis *B* aufgetreten ist. Die Unabhängigkeit der Ereignisse *A* und *B* ist dadurch gekennzeichnet, dass die Wahrscheinlichkeit $P(A)$ für das Auftreten von *A* nicht davon beeinflusst wird, ob *B* aufgetreten ist oder nicht, so dass $P(A) = P(A|B) = P(A|\bar{B})$.

3 (E) Es liegt für jede der 10 Körperregionen ein Tumorthema vor. Der erste Kandidat zieht mit der Wahrscheinlichkeit 10/50 = 0,2 ein Tumorthema. Unter der Bedingung, dass sein Vorgänger bereits ein Tumorthema gezogen hat, zieht der zweite Kandidat mit der Wahrscheinlichkeit 9/49 = 0,184 eine der 9 verbliebenen Tumorkarten aus den restlichen 49 Prüfungskarten. Für den dritten Kandidaten lautet die bedingte Wahrscheinlichkeit für den Fall, dass beide Vorgänger Tumorthemen gewählt haben, 8/48 = 0,167. Für den vierten Kandidaten gilt 7/47 = 0,149. Die Wahrscheinlichkeit für das gleichzeitige Auftreten aller vier Ereignisse beträgt:

$$P(A \cap B \cap C \cap D)$$
$$= P(A) \cdot P(A|B) \cdot P(C|A \cap B) \cdot P(D|A \cap B \cap C)$$

$$= 10/50 \cdot 9/49 \cdot 8/48 \cdot 7/47$$

$$\approx 0{,}0009 \triangleq 0{,}9\ ‰$$

4 (A) Für das gemeinsame Auftreten von *C* und *A* gibt die Tabelle eine absolute Häufigkeit von 25 an, was bei insgesamt 100 Beobachtungen einer relativen Häufigkeit von 0,25 entspricht.
Für *C* unter der Bedingung *A* ergibt sich folgende Rechnung: In Spalte *A* wurde *C* 25-mal beobachtet, wobei in Spalte *A* insgesamt 50 Beobachtungen gemacht wurden: 25/50 = 0,5.

5 (E) Unter der Letalität versteht man die Wahrscheinlichkeit, an einer Krankheit zu sterben, wenn man bereits an dieser Krankheit leidet.
Die Mortalität ist die allgemeine Sterblichkeit, die sich nicht nur auf die Erkrankten, sondern auf die Gesamtbevölkerung bezieht.
Unter Inzidenz einer Erkrankung versteht man die Erkrankungswahrscheinlichkeit.

6 (B) Das relative Risiko soll angeben, um welchen Faktor exponierte Personen stärker gefährdet sind als nicht exponierte Personen.
Beispielsweise sei $P(L|R) = 0{,}05$ die Wahrscheinlichkeit für einen Raucher, Lungenkrebs zu bekommen, und $P(L|\bar{R}) = 0{,}005$ sei die Wahrscheinlichkeit für einen Nichtraucher, Lungenkrebs zu bekommen. Der Quotient

$$\frac{P(L|R)}{P(L|\bar{R})} = \frac{0{,}05}{0{,}005} = 10$$

besagt, dass ein Raucher ein 10fach höheres Risiko für Lungenkrebs als ein Nichtraucher hat.

7 (C) Wenn q_0 die Wahrscheinlichkeit angibt, im ersten Jahr zu sterben, gibt $(1 - q_0)$ dic Wahrscheinlichkeit an, das erste Jahr zu überleben.
Das zweite Jahr kann man nur überleben, wenn man sowohl das erste als auch das zweite überlebt hat. Die Wahrscheinlichkeit ergibt sich als $(1 - q_0) \cdot (1 - q_1)$.
Für das 3. und 4. Jahr gilt die analoge Rechnung.

8 (D) Der Patient kann an der zweiten Operation nur sterben, wenn er die erste überlebt hat. Weil er die erste OP nur mit 90 %iger Wahrscheinlichkeit überlebt, kann er die zweite nur mit 90 %iger Sicherheit antreten. Die Wahrscheinlichkeit für einen Tod in der zweiten OP ergibt sich als $0{,}3 \cdot 0{,}9 = 0{,}27$.
Das Gesamtrisiko für einen Tod in der ersten oder zweiten OP ergibt sich als $0{,}1 + 0{,}27 = 0{,}37$

Übungsaufgaben

9. Die Wahrscheinlichkeit, mit der bei einem Patienten aus einer durch eine Röntgenuntersuchung erfassten Grundgesamtheit eine TBC vorliegt, sei 0,02. Weiter sei 0,98 die Wahrscheinlichkeit, mit der bei dieser Untersuchung bei einem TBC-Kranken und 0,02 die Wahrscheinlichkeit, mit der bei dieser Untersuchung bei einem Nicht-TBC-Kranken die Diagnose „TBC" gestellt wird.
Unter diesen Voraussetzungen ist die Wahrscheinlichkeit dafür, dass bei der Diagnose „TBC" auch tatsächlich TBC vorliegt,

(A) 0,10
(B) 0,20
(C) 0,50
(D) 0,80
(E) 0,98

10. Welche der folgenden statistischen Maße werden zur Qualitätssicherung eines diagnostischen Verfahrens herangezogen?

(1) Morbidität
(2) Spezifität
(3) prädiktiver Wert des positiven Resultats
(4) Sensitivität

(A) nur 1 ist richtig
(B) nur 1 und 2 sind richtig
(C) nur 1 und 3 sind richtig
(D) nur 2 und 4 sind richtig
(E) nur 2, 3 und 4 sind richtig

11. Welche Kenngröße ist am aussagekräftigsten, wenn der bei der Krebsfrüherkennung zur Sicherung der Diagnose zu erbringende Aufwand zu beurteilen ist?

(A) positive Korrektheit
(B) Präzision
(C) Reliabilität
(D) Sensitivität
(E) Spezifität

12. Im Rahmen einer Reihenuntersuchung auf Tuberkulose wird der Thorax-Röntgenbefund erhoben. Bei der Auswertung ergibt sich, dass bei 200 positiven Röntgenbefunden 100 gesicherte TBC-Diagnosen vorliegen.

Aufgrund dieser Angaben lässt sich am ehesten folgende Maßzahl zur medizinischen Diagnostik ermitteln:

(A) Reliabilität
(B) Prävalenz
(C) Sensitivität
(D) Regression
(E) positiver prädiktiver Wert

Lösung der Übungsaufgaben

9 (C) Als Beispiel betrachten wir ein Kollektiv von 10 000 Patienten. Von diesen haben 0,02 · 10 000 = 200 Leute TBC. Durch die Röntgenreihenuntersuchung wird die Erkrankung in 0,98 · 200 = 196 Fällen diagnostiziert. Andererseits wird bei den 10 000 – 200 = 9 800 nicht an TBC Erkrankten mit einer Wahrscheinlichkeit von 0,02 TBC diagnostiziert, insgesamt also in 9 800 · 0,02 = 196 Fällen.

Bei den 10 000 untersuchten Patienten wird also 196 mal zu Recht (richtig positiv) und 196 mal zu Unrecht (falsch positiv) die Diagnose TBC gestellt.

Die Diagnose TBC ist unter diesen Umständen mit einer Wahrscheinlichkeit von 0,5 zutreffend (predictive value oder Vorhersagewert). Die folgende Vierfeldertafel erläutert die Situation:

		In Wirklichkeit liegt vor		
		TBC	keine TBC	Vorhersagewert
Die Diagnose lautet	TBC	richtig positiv 196	falsch positiv 196	196/392 = 0,5
	keine TBC	falsch negativ 4	richtig negativ 9604	9604/9608 = 0,9996
		Sensitivität 196/200 = 0,988	Spezifität 9604/9800 = 0,98	

10 (E) Die Sensitivität und Spezifität hängt ausschließlich vom diagnostischen Verfahren ab, der Vorhersagewert (der prädiktive Wert des positiven Resultats) ist jedoch in starkem Maße auch von der Prävalenz der gesuchten Erkrankung im Untersuchungsgut abhängig.

11 (A) Die positive Korrektheit, auch als Vorhersagewert oder auch als prädiktiver Wert des positiven Resultats bezeichnet, ist häufig relativ gering. Wenn fälschlicherweise Alarm geschlagen wird, ist dies mit erheblichen Kosten verbunden, nicht nur finanzieller Art, sondern auch in Bezug auf die seelische Belastung der Patienten.

12 (E) Der positive prädiktive Wert beträgt hier 0,5, d.h. bei jedem zweiten Patienten, der positiv getestet wird, handelt es sich um einen Fehlalarm.

Übungsaufgaben

5.1. Die Bayessche Formel

1. Im Rahmen einer Reihenuntersuchung auf Tuberkulose wird der Thorax-Röntgenbefund erhoben. Bei der Auswertung ergibt sich, dass bei 200 positiven Röntgenbefunden 100 gesicherte TBC-Diagnosen vorliegen.

   Aufgrund dieser Angaben lässt sich am ehesten folgende Maßzahl zur medizinischen Diagnostik ermitteln:

(A) Inzidenz
(B) Prävalenz
(C) Sensitivität
(D) Spezifität
(E) positiver prädiktiver Wert

2. In einer Universitätsklinik wurden sämtliche Fälle von Pankreas-Karzinom der letzten zehn Jahre retrospektiv aus den Krankenakten herausgesucht. Die Daten Überlebenszeit, Rauchgewohnheiten, Trinkgewohnheiten (Kaffee, Alkohol) und das Vorhandensein des Tumormarkers CEA (carcinoembryonales Antigen) wurden erfasst.

   Aus der relativen Häufigkeit dieses Tumormarkers kann man folgende diagnostische Maßzahl berechnen bzw. schätzen:

(A) positiver prädiktiver Wert
(B) Sensitivität
(C) Spezifität
(D) negativer prädiktiver Wert
(E) Mortalität

3. Welche der folgenden Kenngrößen wird mit Hilfe des Bayes-Ansatzes ermittelt?

(A) Sensitivität
(B) Spezifität
(C) Rate falsch positiver Ergebnisse
(D) prädiktiver Wert des positiven Befundes
(E) A-priori-Wahrscheinlichkeit

4. Bei den Teilnehmern einer Früherkennungsmaßnahme deckte der eingesetzte Filtertest ca. 15 % aller tatsächlich kranken Personen auf.
   Welcher epidemiologische Begriff erfasst diesen Sachverhalt?

(A) Richtig-Positive
(B) positive Korrektheit
(C) prädiktiver Wert
(D) Sensitivität
(E) Spezifität

5. Ordnen Sie dem Begriff diagnostische Empfindlichkeit (Sensitivität) den richtigen Wert zu, wobei folgende Vierfeldertafel für die absoluten Häufigkeiten bei einem qualitativen Test zugrunde liegt!

	Krankheit vorhanden	Krankheit nicht vorhanden
Test positiv	800	10 000
Test negativ	200	90 000

(A) 0,10
(B) 0,11
(C) 0,25
(D) 0,80
(E) 0,90

6. Der positive prädiktive Wert eines Guajak-Tests zur Früherkennung des Dickdarmkarzinoms nimmt generell zu mit der

(A) Sensitivität des Tests
(B) Repräsentativität des Tests
(C) Reliabilität des Tests
(D) Prävalenz der Krankheit
(E) Beteiligungsquote der zu untersuchenden Population

7. Die Aussagekraft von Screening-Tests wird u. a. durch den Anteil der untersuchten Personen mit positivem Test, welche die Krankheit X haben, an allen Personen mit positivem Test gekennzeichnet.
   Um welche Kenngröße handelt es sich?

(A) negativer prädiktiver Wert
(B) positiver prädiktiver Wert
(C) Prävalenz
(D) Sensitivität
(E) Spezifität

8. Welche Aussagen zu Kriterien der diagnostischen Leistungsfähigkeit von Laboratoriumsuntersuchungen treffen zu?

(1) diagnostische Empfindlichkeit (Sensitivität) = Anzahl der Kranken mit positivem Testergebnis durch Gesamtzahl aller Untersuchten
(2) diagnostische Spezifität = Anzahl der Nicht-Kranken mit negativem Testergebnis durch Gesamtzahl der untersuchten Nicht-Kranken
(3) positiver Vorhersagewert (positiver prädiktiver Wert) = Anzahl der Kranken mit positivem Testergebnis durch Gesamtzahl der untersuchten Kranken

(A) nur 1 ist richtig
(B) nur 2 ist richtig
(C) nur 3 ist richtig
(D) nur 1 und 3 sind richtig
(E) 1–3 = alle sind richtig

9. In einer Krankenhaus-Notaufnahme wurde innerhalb des Beobachtungszeitraums bei allen Patienten mit retrosternalen Schmerzen (N = 500) ein Test A durchgeführt. Bei insgesamt 200 Patienten war der Test A positiv. Durch andere diagnostische Methoden ließ sich jedoch nachweisen, dass nur bei 100 der 500 Patienten ein Myokardinfarkt vorlag. Von diesen 100 Patienten hatten 50 mit dem Test A ein positives Testergebnis. Der prädiktive Wert eines positiven Testergebnisses (der positive prädiktive Wert) des Testes A für die Diagnose „akuter Myokardinfarkt“ im definierten Untersuchungskollektiv beträgt somit (als Abschätzung für ein gleichartiges Kollektiv):

(A) 10 %
(B) 25 %
(C) 40 %
(D) 50 %
(E) 62,5 %

10. Welches der genannten Kriterien zur Beurteilung der Güte eines Verfahrens zur Früherkennung von Krankheiten ist von der Prävalenz der zu erkennenden Krankheit abhängig?

(A) Macht des Testverfahrens
(B) Spezifität
(C) Prädiktiver Wert eines positiven Befundes
(D) Sensitivität
(E) Reliabilität der Untersuchung

Lösung der Übungsaufgaben

1 (E) Der positive prädiktive Wert ist die Wahrscheinlichkeit dafür, dass eine positive Diagnose auch zutreffend ist.

Die Prävalenz gibt die Zahl der bereits Erkrankten an. Dazu gibt es in der Aufgabe keine Angaben.

Die Sensitivität eines Tests gibt die Wahrscheinlichkeit dafür an, mit der ein Test bei Vorliegen einer Erkrankung diese auch diagnostiziert. Es wird nicht gesagt, wie viele Leute an TBC leiden.

Die Inzidenz gibt die Zahl der Neuerkrankungen an.

Die Spezifität die Wahrscheinlichkeit, dass ein Gesunder als gesund erkannt wird. Auch hierzu wird nichts gesagt.

2 (B) Man kennt die Erkrankten und weiß, wie viele von ihnen einen erhöhten Tumormarker hatten. Daraus ergibt sich rückblickend die Wahrscheinlichkeit, mit der die Erkrankung durch den Tumormarker diagnostizierbar gewesen wäre.
Die anderen Begriffe können nicht berechnet werden, weil sie davon abhängen, wie https://wiki.ecdc.europa.eu/fem/w/wiki/measures-of-impact-among-the-exposed viele Patienten ohne Pankreaskarzinom sich im Krankengut befinden und wie häufig bei diesen das CEA erhöht ist. Auch für die Mortalität fehlen die Daten.

3 (D) Der positive prädiktive Wert eines Tests ist für den untersuchenden Arzt die entscheidende Größe. Der positive Vorhersagewert hängt aber nicht nur von der Art des Tests, sondern vor allem von der Prävalenz der gesuchten Erkrankung unter den Getesteten ab.

4 (D) Die Sensitivität beträgt nur 15 %, weil nur 15 % der Erkrankten diagnostiziert werden. Ein sehr schlechter Test!

5 (D) Die Sensitivität gibt an, wie viele von den tatsächlich Erkrankten durch den Test als krank erkannt werden. In der Aufgabe sind 1000 Personen krank, von denen 800 als erkrankt diagnostiziert werden.
Man beachte, dass von den 100 000 gesunden Patienten immerhin 10 000 als krank diagnostiziert werden! Von den 10 800 als krank diagnostizierten Patienten sind nur 800 tatsächlich krank, der positive Vorhersagewert liegt unter 8 %.

6 (D) Die Sensitivität des Tests steht in der Regel fest. Die Prävalenz hängt aber von der Zusammensetzung des Krankengutes ab und diese ist sehr variabel, sowohl saisonal als auch in Abhängigkeit von der Spezialisierung der Klinik oder Praxis.

7 (B) Der positive prädiktive Wert wird auch als positiver Vorhersagewert bezeichnet.

8 (B) Bei (1) müsste es heißen ... aller untersuchten Kranken, bei (3) ... durch Gesamtzahl aller positiven Testergebnisse.

9 (B) Von den 200 Patienten mit positivem Testergebnis hatten 50 einen Infarkt. Das sind 25 %. Nur 25 % der positiven Testergebnisse waren zutreffend.

10 (C) Die Sensitivität und Spezifität hängen vom Testverfahren ab und sind von der Prävalenz unabhängig.
Die Reliabilität eines Testes sagt aus, wie verlässlich der Test ist, also ob er bei wiederholter Anwendung dasselbe Ergebnis zeigt.
Die Macht oder Power eines Tests ist um so größer, je kleiner der β-Fehler ist. Es geht hierbei um statistische Testverfahren, nicht um diagnostische Untersuchungsmethoden. Die Power eines statistischen Testverfahrens ist mit der Sensitivität eines diagnostischen Verfahrens vergleichbar und errechnet sich als: Power = 1 – Fehler 2. Art.

Übungsaufgaben

11. Welche der folgenden statistischen Maße werden zur Qualitätssicherung eines diagnostischen Verfahrens herangezogen?

(1) Morbidität
(2) Spezifität
(3) prädiktiver Wert des positiven Resultats
(4) Sensitivität

(A) nur 1 ist richtig
(B) nur 1 und 2 sind richtig
(C) nur 1 und 3 sind richtig
(D) nur 2 und 4 sind richtig
(E) nur 2, 3 und 4 sind richtig

12. Bei einem diagnostischen Test kann mit Hilfe der Bayesschen Formel abgeleitet werden der/die

(A) Spezifität
(B) Prävalenz
(C) Vorhersagewert
(D) Sensitivität
(E) Inzidenz

Lösung der Übungsaufgaben

11 (E) Die Morbidität gibt an, welcher Anteil einer Population krank ist. Der Gebrauch des Begriffs Morbidität wird unterschiedlich gehandhabt, als Prävalenz, manchmal aber auch als Inzidenz einer bestimmten Erkrankung oder auch als Prävalenz an irgendeiner Erkrankung.
Sensitivität und Spezifität eines Testes hängen vom Testverfahren ab. Der prädiktive Wert eines positiven Ergebnisses hängt zusätzlich von der Zusammensetzung des Untersuchungsgutes ab.

12 (C) Die Sensitivität und Spezififät sind Eigenschaften eines Testes und geben an, mit welcher Wahrscheinlichkeit man einen Kranken als krank und einen Gesunden als gesund erkennt. Diese Kennzahlen legen aber nicht fest, mit welcher Wahrscheinlichkeit ein positives oder negatives Testergebnis richtig ist. Dies hängt zusätzlich von der Prävalenz der gesuchten Erkrankung im untersuchten Kollektiv ab.

6 Übungsaufgaben

1. Welche der folgenden epidemiologischen Maßzahlen ist am besten geeignet, das Ausmaß der Auswirkung eines ätiologischen Faktors auf die Gesundheit der Bevölkerung zu kennzeichnen?

(A) relatives Risiko
(B) Inzidenz
(C) Mortalität
(D) zuschreibbares Risiko
(E) Prävalenz

2. Maßzahlen zur quantitativen Beschreibung der Stärke einer Beziehung zwischen Risikofaktor und Krankheit sind:

(1) relatives Risiko
(2) attributives Risiko
(3) Kreuzproduktquotient (Odds Ratio)
(4) positiver prädiktiver Wert

(A) nur 1 ist richtig
(B) nur 1 und 4 sind richtig
(C) nur 1, 2 und 3 sind richtig
(D) nur 2, 3 und 4 sind richtig
(E) 1–4 = alle sind richtig

3. Eine prospektive Studie über Blasenkrebs und Zigarettenrauchen in der Stadt Boston/USA erbrachte folgende Daten: Die Blasenkrebsraten pro 100 000 Männer pro Jahr betragen für Zigarettenraucher 48,0 und für Nichtraucher 25,4.

Das relative Risiko für männliche Zigarettenraucher gegenüber männlichen Nichtrauchern, Blasenkrebs zu entwickeln,

(A) beträgt 48,0
(B) beträgt 48,0 - 25,4 = 22,6
(C) beträgt 48,0 / 25,4 = 1,89
(D) beträgt (48,0 - 25,4) / 48,0
(E) kann mit den angegebenen Daten nicht berechnet werden

4. Welches statistische Maß gibt Auskunft über das Ausmaß der Gesundheitsschädigung in einer definierten Bevölkerung durch deren Exposition gegenüber einem bestimmten Umweltfaktor, z.B. einem Luftschadstoff?

(A) relatives Risiko
(B) krankheitsspezifische Morbidität
(C) zuschreibbares Risiko (attributable risk)
(D) altersspezifische Mortalität
(E) Letalität bei einer bestimmten Erkrankung

5. Wie errechnet sich für eine Kohortenstudie aus nachstehender Tabelle das relative Risiko?

	krank	gesund	gesamt
Exposition ja	a	b	a + b
Exposition nein	c	d	c + d

(A) a/(a + c)
(B) a/(a +b)
(C) (a + d)/(b + c)
(D) (a + c)/(b + d)
(E) (a/(a + b))/(c/(c + d))

6. In einer Prospektivstudie über den Zusammenhang zwischen der Exposition gegenüber einer Noxe und dem Auftreten einer Krankheit, die bei Männern einer bestimmten Region über einen Zeitraum von 15 Jahren durchgeführt wurde, erhielt man folgende Ergebnisse:

Exposition	Krankheit ja	Krankheit nein	insgesamt
ja	10	1490	1.500
nein	20	4480	4.500

Danach erhöht sich bei exponierten Männern (gegenüber den nicht-exponierten Männern) das Risiko des Auftretens der Krankheit um den Faktor:

(A) 1,5
(B) 2
(C) 2,15
(D) 3
(E) 4,5

7. Im Rahmen einer Fall-Kontroll-Studie wurde folgende Vierfeldertafel erstellt:

	nosokomiale Infektion	**keine nosokomiale Infektion**	**Gesamt**
Diabetes	50	50	100
kein Diabetes	100	300	400
Gesamt	150	350	500

Die Odds Ratio bezüglich des unerwünschten Ereignisses beträgt:

(A) 0,33
(B) 1,00
(C) 1,9
(D) 3
(E) 3,33

8. Die nachstehende Vierfeldertafel bezieht sich auf eine Fall-Kontroll-Studie, mit der auf einen Zusammenhang zwischen dem Auftreten von Hepatitis C und Bluttransfusionen untersucht werden sollte.

	Hepatitis C	Kontrolle	
Bluttransfusion erhalten	a	b	a + b
keine Bluttransfusion erhalten	c	d	c + d
	a + c	b + d	

Die Odds Ratio errechnet sich als:

(A) a/(a + b)
(B) a/(a + c)
(C) (a/(a + b))/c/(c + d)
(D) a/(a + b) – c/(c + d)
(E) (a d) /(b c)

Lösung der Übungsaufgaben

1 (D) Das zuschreibbare Risiko errechnet sich als Differenz des Risikos mit und ohne die Wirkung des ätiologischen Faktors.
Das relative Risiko berechnet sich als Quotient des Risikos mit und ohne die Wirkung des ätiologischen Faktors. Wenn das Risiko insgesamt klein ist, kann der Quotient groß sein, ohne dass das Ausmaß der Auswirkung groß ist.
Prävalenz, Inzidenz und Mortalität sind wichtige Größen, aber es geht bei dieser Frage nur um die Wirkung eines ätiologischen Faktors.

2 (C) Der positive prädiktive Wert bezieht sich auf ein diagnostisches Verfahren. Im Zusammenhang mit Risikofaktoren wird der positive prädiktive Wert nicht verwendet.

3 (C) Das relative Risiko errechnet sich als Risiko unter Exposition geteilt durch das Risiko bei fehlender Exposition.

4 (C) Das zuschreibbare Risiko ergibt sich als Differenz zwischen dem absoluten Risiko und dem Hintergrundrisiko, d.h. als Differenz zwischen dem Risiko unter Exposition und dem Risiko ohne Exposition.

5 (E) Die Zahl der Exponierten beträgt (a + b), davon sind a erkrankt. Das Risiko der Exponierten beträgt deshalb a/(a + b). Umgekehrt ergibt sich das Risiko der Nichtexponierten, das sog. Hintergrundrisiko als c/(c + d).
Das relative Risiko errechnet sich als Quotient dieser beiden Zahlen.

6 (A) Es handelt sich um dieselbe Aufgabenstellung wie bei Aufgabe 5. Es gibt zwei Lösungsmöglichkeiten:
1.) Man verwendet die Formel

$$(a/(a + b))/(c/(c + d)) = (10/1500)/(20/4500) = 1{,}5$$

2.) Man multipliziert die obere Zeile mit 3, so dass 4500 Personen exponiert und 4500 Personen nicht exponiert sind. Es sind dann 30 Exponierte und 20 Nicht-Exponierte erkrankt. Hieraus ergibt sich, dass die Exponierten ein 1,5-fach höheres Risiko haben.

7 (D) Die Odds Ratio errechnet sich als Quotient aus dem Produkt der erwarteten Felder (der Vierfeldertafel) geteilt durch das Produkt der unerwarteten Felder, also als

$$\text{Odds Ratio} = (50 \cdot 300)/(50 \cdot 100) = 300/100 = 3$$

8 (E) In dieser Aufgabe ist der Lösungsansatz identisch wie in der vorigen:

$$\text{Odds Ratio} = (a \cdot d)/(b \cdot c)$$

Die Odds Ratio hat in den letzten Jahren eine große Bedeutung erlangt, weil der in einer Vierfeldertafel vorhandene Zusammenhang zwischen den Zeilen und Spalten in einer einzigen Zahl zusammengefasst werden kann.

Übungsaufgaben

9. In einer Fall-Kontroll-Studie über den Zusammenhang zwischen Übergewicht und chronischen Krankheiten wurden für Krampfadern bei Frauen zwischen 20 und 50 Jahren die folgenden Zahlen ermittelt:

	Fälle (mit Übergewicht)	Kontrollen (ohne Übergewicht)	Summe
Krampfadern	94	69	163
keine Krampfadern	541	566	1107
Summe	635	635	1270

Dann beträgt die Odds Ratio für Krampfadern bei Frauen zwischen 20 und 50 Jahren

(A) (94/566) + (69/541) = 0,3
(B) (94 x 566)/(69 x 541) = 1,43
(C) (94/1107) (170/635) = 0,32
(D) (94/566)/(69/541) = 1,30
(E) 94/69 = 1,36

10. Eine Studie zur Beurteilung der diagnostischen Bedeutung der Gallenblasensonographie für den Nachweis von Gallensteinen brachte folgende Ergebnisse:

		operativer Befund		Summe
		Gallensteine vorhanden	keine Gallensteine	
sonographischer Befund	Gallensteine vorhanden	410	58	468
	keine Gallensteine	386	146	532
	Summe	796	204	1000

Die Sensitivität ist dann:

(A) $\frac{410}{796}$ (≈ 0,52)

(B) $\frac{58}{204}$ (≈ 0,28)

(C) $\frac{410}{58}$ (≈ 7,07)

(D) $\frac{146}{204}$ (≈ 0,72)

(E) $\frac{410}{468}$ (≈ 0,88)

11. Welche der folgenden epidemiologischen Maßzahlen ist am besten dazu geeignet, das Ausmaß der Auswirkung eines ätiologischen Faktors auf die Gesundheit der Bevölkerung zu kennzeichnen?

(A) relatives Risiko
(B) Inzidenz
(C) Mortalität
(D) zuschreibbares Risiko
(E) Prävalenz

12. Welche der folgenden Kenngrößen eines diagnostischen Verfahrens zur Erkennung einer Krankheit ist von deren Prävalenz abhängig?

(A) Sensitivität
(B) Spezifität
(C) prädiktiver Wert des positiven Testergebnisses
(D) Rate falsch Positiver unter den Gesunden
(E) Rate falsch Negativer unter den Kranken

13. Welche Eigenschaften eines neuen diagnostischen Verfahrens sind wichtig für seine kritische Beurteilung?

(1) Reliabilität
(2) Sensitivität
(3) prädiktiver Wert eines positiven Ergebnisses

(A) nur 1 ist richtig
(B) nur 3 ist richtig
(C) nur 1 und 3 sind richtig
(D) nur 2 und 3 sind richtig
(E) 1-3 = alle sind richtig

14. Bei der Berechnung der Spezifität im Rahmen epidemiologischer Untersuchungen (Filteruntersuchungen) steht im Zähler die Anzahl von Personen folgender Subpopulation:

(A) alle im Test richtig als krank erkannten Personen
(B) alle im Test richtig als gesund erkannten Personen
(C) alle im Test fälschlich als krank ausgewiesenen Personen
(D) alle im Test fälschlich als gesund ausgewiesenen Personen
(E) die Summe aller Personen, die im Test als gesund und als krank ausgewiesen wurden

15. Bei den Teilnehmern einer Früherkennungsmaßnahme deckte der eingesetzte Filtertest ca. 15 % aller tatsächlich kranken Personen auf.

Welcher epidemiologische Begriff erfasst diesen Sachverhalt?

(A) Richtig-Positive
(B) positive Korrektheit
(C) prädiktiver Wert
(D) Sensitivität
(E) Spezifität

16. Das relative Risiko ist eine Maßzahl, die bestimmt werden kann bei

(1) Fall-Kontroll-Studien
(2) Kohortenstudien
(3) kontrollierten klinischen Therapiestudien

(A) nur 1 ist richtig
(B) nur 2 ist richtig
(C) nur 1 und 3 sind richtig
(D) nur 2 und 3 sind richtig
(E) 1-3 = alle sind richtig

Lösung der Übungsaufgaben

9 (B) Auch hier gilt der Lösungsansatz der beiden letzten Aufgaben.
In der Regel stellen die Spalten den tatsächlichen Zustand dar (meistens krank versus gesund) und die Zeilen einen Risikofaktor oder ein Symptom. In diesem Fall wurden zwei Erkrankungen gegenübergestellt. Hätte man Zeilen und Spalten vertauscht (was ja wissenschaftlich gesehen meist zulässig wäre), so würde die Odds Ratio in gleicher Weise gebildet werden. Würde man die Reihenfolge der Zeilen oder der Spalten vertauschen, würde sich der Kehrwert der Odds Ratio ergeben. Auch diese Eigenschaften der Odds Ratio sind bemerkenswert.

10 (A) Die Sensitivität gibt an, bei welchem Anteil der tatsächlich Erkrankten die Erkrankung durch das diagnostische Verfahren festgestellt wurde.
In unserem Beispiel lagen nach dem operativen Befund bei 796 Patienten Gallensteine vor, sonographisch wurden jedoch nur 410 detektiert.

11 (D) Sowohl das relative Risiko als auch das zuscheibbare Risiko machen eine Aussage darüber, wie stark das Risiko durch die Exposition steigt. Beim relativen Risiko weiß man, um welchen Faktor das Risiko steigt, beim zuschreibbaren Risiko, um welchen Betrag es steigt.
Um das Ausmaß der Auswirkung zu beurteilen, ist es wichtiger, den Betrag zu kennen als den Faktor, der Faktor hingegen weist darauf hin, wie eng die Größen in Beziehung stehen.

12 (C) Man hätte auch formulieren können: Rate falsch negativer unter den Getesteten: Wenn man zu viele Gesunde testet, gibt es häufig falschen Alarm.

13 (E) Man denke nur an den Heidelberger Bluttest, bei dem mit großem Presserummel ein Test auf Mammakarzinom angekündigt worden war, ohne dass vorher die Realibilität, die Sensitivität und die Spezifität des Tests ermittelt worden wäre. Der positive Vorhersagewert ergibt sich erst in der Anwendung, wenn feststeht, welches Kollektiv getestet werden soll.

14 (B) Die Spezifität gibt an, welcher Anteil der Gesunden als gesund erkannt wird:

Tatsächlicher Zustand

Die Diagnose lautet	krank (positiv)	gesund (negativ)	
krank (positiv)	**richtige Entscheidung** *a*	falsch positiv *b*	**positiver Vorhersagewert** $a/(a+b)$
gesund (negativ)	falsch negativ *c*	**richtige Entscheidung** *d*	**negativer Vorhersagewert** $d/(c+d)$
	Sensitivität $a/(a+c)$	**Spezifität** $d/(b+d)$	

15 (D) Die Sensitivität gibt an, welcher Anteil der Erkrankten als krank erkannt wird. Dieser Test ist äußerst schlecht. Die Sensitivität sollte deutlich über 90 % liegen.

16 (D) Bei Fall-Kontroll-Studien kann man das relative Risiko nicht ermitteln, weil die Kontrollen danach ausgewählt werden, dass sie gesund sind, so dass ein eventuelles Risiko zumindes keine Auswirkungen gehabt hat, möglicherweise auch gar nicht vorhanden war.

Übungsaufgaben

18. Die Ergebnisse einer Studie zur Beurteilung eines neuen Schwangerschaftstests sind in der Tabelle (Vierfeldertafel) schematisch dargestellt. Ein positives Testresultat weist auf das Vorliegen einer Schwangerschaft hin.

Testergebnis	Status		Summe
	schwanger	**nicht schwanger**	
positiv	**a**	**b**	a + b
negativ	**c**	**d**	c + d
Summe	a + c	b + d	a + b + c + d

Nachstehend sind aus der Vierfeldertafel ableitbare Begriffe und Terme gegenübergestellt.

Welche Zuordnung ist **nicht** richtig?

(A) Sensitivität = (a/a + c) · 100
(B) Spezifität = (d/b + d) · 100
(C) Rate der Falsch-Positiven = (b/b + d) · 100
(D) Rate der Falsch-Negativen = (c/a + c) · 100
(E) positive Prädiktion (positive Korrektheit) = (d/c + d) · 100

19. Bei einer Gruppe von Vorschulkindern, von denen ein Teil unterernährt war (Untergewicht), sollte geprüft werden, ob der Oberarmumfang zur Unterscheidung zwischen ausreichend ernährten und unterernährten Kindern herangezogen werden kann. Unterernährung wurde angenommen bei weniger als 12,5 cm Oberarmumfang.

Folgende Resultate wurden erzielt:

	Untergewicht	Normalgewicht
Oberarmumfang unter 12,5 cm	15	10
Oberarmumfang 12,5 cm oder darüber	85	90

Ordnen Sie den Ergebnissen der Liste 1 die Begriffe der Liste 2 zu!

Liste 1

19. Von den Kindern mit Untergewicht hatten 15 einen Oberarmumfang unter 12,5 cm.

20. Von den normalgewichtigen Kindern hatten 90 einen Oberarmumfang von 12,5 cm oder darüber.

Liste 2

(A) Stabilität
(B) Spezifität
(C) Sensitivität
(D) positive Prädiktion
(E) negative Prädiktion

21. Prüfen Sie bitte folgende Aussagen zur Qualität von Screening-Tests (Filtertests), die im Rahmen von Maßnahmen zur sekundären Prävention eingesetzt werden:

(1) Sensitivität und Spezifität eines Tests sind Aspekte seiner Validität.
(2) Bei verschiedenen Tests mit gleicher Sensitivität bleibt der relative Anteil der falsch positiv klassifizierten Probanden gleich.
(3) Die Sensitivität eines Tests erhöht sich in dem Maße, in dem seine Spezifität steigt.

(A) nur 1 ist richtig
(B) nur 2 ist richtig
(C) nur 3 ist richtig
(D) nur 1 und 2 sind richtig
(E) nur 2 und 3 sind richtig

22. In einer prospektiven Studie (Kohortenstudie) wurde die Häufigkeit schwerer kindlicher Fehlbildungen nach Antiemetikaeinnahme in der Frühschwangerschaft untersucht. Die Ergebnisse sind in der folgenden 4-Felder-Tafel dargestellt:

Einnahme des Antiemetikums	schwere Fehlbildung ja	schwere Fehlbildung nein	zusammen
ja	18	856	874
nein	19	855	874
zusammen	37	1711	1748

Welcher der folgenden Ausdrücke bezeichnet das relative Risiko für schwere kindliche Fehlbildungen nach Antiemetikaeinnahme in der Frühschwangerschaft?

(A) $\frac{18}{19} : \frac{856}{855}$

(B) $\frac{18}{874} : \frac{19}{874}$

(C) $\frac{18}{874} - \frac{19}{874}$

(D) $\frac{18}{37} : \frac{856}{1711}$

(E) $\frac{37}{1711}$

23. In einem größeren Gewerbebetrieb scheint es gehäuft zu Kontaktdermatitiden zu kommen. Es wird daher eine prospektive Studie durchgeführt.

Welcher der folgenden Quotienten ist, unter Berücksichtigung der Fluktuation von Arbeitskräften, zur Darstellung der Beobachtungsergebnisse am geeignetsten?

(A) im Beobachtungszeitraum aufgetretene Erkrankungsfälle/mittlere Belegschaft im Beobachtungszeitraum
(B) im Beobachtungszeitraum aufgetretene Erkrankungsfälle/Bestand der Belegschaft zu Beginn des Beobachtungszeitraumes
(C) im Beobachtungszeitraum aufgetretene Erkrankungsfälle/Personenmonate, in denen jeder einzelne Mitarbeiter erkranken konnte
(D) Personen mit Kontaktdermatitis im Beobachtungszeitraum/Anfangsbestand gesunder Mitarbeiter
(E) Personen mit Kontaktdermatitis im Beobachtungszeitraum/mitttere Belegschaft im Beobachtungszeitraum

Lösung der Übungsaufgaben

18 (E) Unter "positiver Korrektheit" versteht man dasselbe wie den positiven Vorhersagewert, also den Anteil der positiv Getesteten, der tatsächlich positiv ist. Dieser Anteil errechnet sich als a/(a + b).
d/(c + d) wie unter (E) in der Aufgabe angegeben ist der negative Vorhersagewert.
Die Falsch Positiven und die Falsch Negativen stehen im Gegensatz zur Sensitivität und Spezifität: Sensitivität und Spezifität sind die "Richtig Positiven" und "Richtig Negativen", d.h. hier wird die Gruppe der Kranken bzw. der Gesunden als Bezugsgröße gewählt.

Tatsächlicher Zustand

	krank (positiv)	gesund (negativ)	
Die Diagnose lautet: krank (positiv)	**richtige Entscheidung** *a*	falsch positiv *b*	**positiver Vorhersagewert** *a/(a + b)*
Die Diagnose lautet: gesund (negativ)	falsch negativ *c*	**richtige Entscheidung** *d*	**negativer Vorhersagewert** *d/(c + d)*
	Sensitivität *a/(a + c)*	**Spezifität** *d/(b + d)*	

19 (C) Von 100 Kindern mit Untergewicht hatten 15 einen Oberarmumfang unter 12,5 cm. Die Sensitivität dieses Kriteriums beträgt 15 %. Das ist sehr wenig. Man würde 85 % der untergewichtigen Kinder übersehen.

20 (B) Von den 100 Kindern ohne Untergewicht hatten 90 einen Oberarmumfang von mindestens 12,5 cm. Die Spezifität dieses Kriteriums beträgt 90 %.

21 (A) Die Validität besagt, ob der Test überhaupt das misst, was er zu messen vorgibt, d.h. die Erkrankten soll er als krank klassifizieren (Sensitivität) und die Gesunden als gesund (Spezifität).
Aussage (2) bezieht sich auf die Falsch Positiven, also die gesunden Patienten. Jeder Test unterscheidet sich darin, in welcher Weise er die Gesunden und die Kranken erkennt. Wenn zwei Tests dieselbe Senstitivität haben, kann man daraus nicht schließen, wie sie Kranke erkennen.
Aussage (3): Sensitivität und Spezifität beziehen sich auf unterschiedliche Kollektive von Probanden, so dass der Schluss von einer Größe auf die andere kompliziert sein kann.

22 (B) Die Einnahme des antiemetischen Mittels ist der Risikofaktor.
Das relativer Risiko ergibt sich als Risiko unter Exposition (= 19/874) geteilt durch das Risiko ohne Exposition (= 18/874). Beide Risiken sind fast identisch, das relative Risiko ist fast 1.
(C) gibt das zuschreibbare Risiko an.

23 (C) Es kommt auf die Zahl der Neuerkrankungen an und als Bezugsgröße dient die Zahl der Mitarbeiter, die dem Risiko ausgesetzt sind. Bei einer stark fluktuierenden Belegschaft sind Personenmonate, in denen jeder einzelne Mitarbeiter erkranken kann, das beste Maß. Wenn die Leute nur tageweise beschäftigt sind, kann man als Bezugsgröße auch die Zahl der Personentage wählen.

Übungsaufgaben

Bei einer prospektiven Studie sollte geprüft werden, welchen Einfluss Bluthochdruck auf ischämische Herzkrankheiten hat.

Es ergab sich nach 12 Monaten folgendes Bild:

Bluthochdruck zu Beginn der Studie		Herzinfarkt ja	Herzinfarkt nein	Inzidenz pro 1000
ja	1518	43	1475	28,3
nein	11635	69	11566	5,9

Ordnen sie den Begriffen der Liste 1 die Berechnungen der Liste 2 zu!

Liste 1

24. Prävalenz des Bluthochdruckes

25. relatives Risiko eines Infarktereignisses

26. Überschussrisiko (attributable risk) bei Bluthochdruck

Liste 2

(A) 28,3 - 5,9 = 22,4
(B) 28,3 : 5,9 = 4,8
(C) (69 · 11566) : (43 · 1475) = 12,6
(D) (1518 · 100) : 13153 = 11,5
(E) (11635 : 5,9) : (1518 : 28,3) = 36,8

27. Maßzahlen zur qualitativen Beschreibung der Stärke einer Beziehung zwischen Risikofaktor und Krankheit sind:

(1) relatives Risiko
(2) attributives Risiko
(3) Kreuzproduktquotient (odds ratio)
(4) positiver prädiktiver Wert

(A) nur 1 ist richtig
(B) nur 1 und 4 sind richtig
(C) nur 1, 2 und 3 sind richtig
(D) nur 2, 3 und 4 sind richtig
(E) 1-4 = alle sind richtig

28. Eine Fall-Kontroll-Studie über BCG-Impfung und Tuberkulose, an der insgesamt 284 Personen teilnahmen, ergab folgendes Ergebnis:

Impfung	Tbc	Kontrollen	
ja	35	163	198
nein	36	50	86
	71	213	284

Odds Ratio = 0,30 , 95 % Konfidenzintervall 0,16 : 0,55

Welche Schlußfolgerung trifft zu?

(A) Das 95 Konfidenzintervall der Odds Ratio schließt die 1 nicht mit ein. Das Ergebnis ist deswegen statistisch nicht signifikant.
(B) Der Studienaufbau erlaubt die genaue Berechnung des Relativen Risikos.
(C) Der Studienaufbau setzt voraus, daß die BCG-Impfung die abhängige und Tbc die unabhängige Variable ist.
(D) Die Odds Ratio unter 1 spricht für den protektiven Effekt der BCG-Impfung.
(E) Die Untersuchung wurde in Form einer prospektiven Studie durchgeführt.

29. Bei den Frauen, die an Früherkennungsuntersuchungen teilnehmen, deckt die Inspektion und Palpation der Brust etwa 14 % aller Mammakarzinome auf.

Welcher der folgenden epidemiologischen Begriffe erfasst diesen Sachverhalt?

(A) relatives Risiko
(B) Reliabilität
(C) Validität
(D) Sensitivität
(E) Spezifität

Lösung der Übungsaufgaben

24 (D) In diesem Fall ist die Vierfeldertafel ungewöhnlich formatiert, indem die Zeilensummen in der ersten Spalte stehen und auch deshalb, weil die Gesamtzahl n der beobachteten Probanden nicht angegeben ist.
Die Gesamtzahl n ergibt sich als Summe der Patienten mit Hochdruck und der Probanden ohne Hochdruck:

$$n = 1518 + 11\,635 = 13\,153$$

Die Prävalenz des Hochdrucks ergibt sich als

$$1518/13\,153 = 0{,}115 \text{ oder } 11{,}5\,\%.$$

25 (B) Das Risiko in der Gruppe der Hypertoniker und in der Gruppe der Normotoniker ist in der Aufgabe bereits angegeben als Inzidenz pro 1000 in Höhe von 28,3 bzw. 5,9. Das relative Risiko ergibt sich als Quotient der Risiken: 28,3 / 5,9 = 4,8

26 (A) Das dem Hochdruck zuschreibbare Risiko ergibt sich als Differenz des Risikos eines Hypertonikers zu dem Risiko eines Normotonikers:

$$28{,}3 - 5{,}9 = 22{,}4 \text{ Promille.}$$

27 (C) Der positive prädiktive Wert oder der positive Vorhersagewert gibt an, mit welcher Wahrscheinlichkeit eine positive Testdiagnose zutreffend ist. Der positive prädiktive Wert hat deshalb nichts mit der Stärke eines Risikofaktors zu tun.

28 (D) Mit "Kontrollen" ist wohl gemeint "keine Tuberkulose".
Von den Geimpften hatten weniger als 20 % Tuberkulose, von den nicht geimpften deutlich über 40 %. Die Odds Ratio errechnet sich als $35 \cdot 50/163 \cdot 36$. Das Konfidenzintervall schließt 1 nicht ein, genau deshalb ist das Ergebnis signifikant.

29 (D) Die Sensitivität gibt an, welcher Anteil der Kranken als krank erfasst werden. 14 % ist ein sehr kleiner Wert. Aus diesem Grunde ist die Palpation nicht ausreichend.

Übungsaufgaben

1. Die Wahrscheinlichkeit, dass eine bestimmte Behandlung erfolgreich ist, sei 0,8. Dann ist die Wahrscheinlichkeit, dass von

(1) 5 Behandlungen alle erfolgreich sind: $(0{,}8)^5$
(2) 2 Behandlungen nur eine erfolgreich ist: $2 \cdot 0{,}8 \cdot 0{,}2$
(3) 2 Behandlungen nur eine nicht erfolgreich ist: $2 \cdot 0{,}2$
(4) 5 Behandlungen nur eine erfolgreich ist: $5 \cdot 0{,}8 \cdot (0{,}2)^4$

(A) nur 1 und 4 sind richtig
(B) nur 2 und 3 sind richtig
(C) nur 1, 2 und 4 sind richtig
(D) nur 1,3 und 4 sind richtig
(E) 1 bis 4 = alle sind richtig

2. Bei einem rezessiven Erbleiden, bei dem beide Eltern die Anlage im heterozygoten Zustand besitzen, sei x die Anzahl der homozygot gesunden, y die Anzahl der homozygot erbkranken und $(n - x - y)$ die Anzahl der heterozygoten Kinder. Welche Aussage trifft für die Zufallsvariablen X und Y **nicht** zu?

(A) Beide Zufallsvariablen folgen einer Binomialverteilung.
(B) Der Erwartungswert von X beträgt $n/2$.
(C) Die Varianzen beider Zufallsvariablen sind gleich.
(D) Die Erwartungswerte beider Zufallsvariablen sind gleich.
(E) Die Varianz von X beträgt $1/4 \cdot 3/4 \cdot n$.

3. Eine bestimmte Erbkrankheit tritt nur im rezessiven Fall auf. Sind beide Eltern bezüglich des Merkmals heterozygot, dann folgt die Anzahl der erbkranken Kinder einer

(A) Poissonverteilung mit dem Parameter $p = 1/4$
(B) Binomialverteilung mit dem Parameter $p = 1/4$
(C) F-Verteilung
(D) Normalverteilung
(E) Gleichverteilung

4. In der präantibiotischen Ära wurde aufgrund der Beobachtungen über Jahrzehnte die Letalität der Miliartuberkulose trotz der damals möglichen Therapie mit 80 % ($p = 0{,}8$) mit guter Näherung geschätzt. Nach dem 2. Weltkrieg wurden erstmals in einer Klinik eine begrenzte Anzahl n von an Miliartuberkulose erkrankten Patienten mit Streptomycin behandelt.

Nach welcher Formel errechnet sich die erwartete Zahl der Todesfälle bei n Patienten, würde man nach dem Resultat der alten, rein symptomatischen Behandlung der präantibiotischen Ära gehen?

(A) $n \times p$
(B) p
(C) $p \times (1 - p)$
(D) $n \times p \times (1 - p)$
(E) $\sqrt{np}$

5. Eine neue Therapie wird in vier unabhängigen kontrollierten klinischen Therapiestudien mit einer Standardtherapie verglichen. Die Ergebnisse einer Therapiestudie werden dann publiziert, wenn die Nullhypothese gleicher Wirksamkeit mit einer Irrtumswahrscheinlichkeit von 5 verworfen wird. Sind in Wirklichkeit beide Therapien gleich wirksam, dann ist die Wahrscheinlichkeit dafür, dass die Nullhypothese mindestens einmal verworfen wird, gleich:

(A) $4 \cdot 0{,}05 = 0{,}2000$
(B) $1 - 4 \cdot 0{,}05 = 0{,}8000$
(C) $1 - (0{,}95)^4 = 0{,}1855$
(D) $0{,}95/4 = 0{,}2375$
(E) $1 - (0{,}5)^4 = 0{,}9999$

Lösung der Übungsaufgaben

1 (C) (1) ergibt sich nach dem Multiplikationssatz.
(2) ist richtig, weil für den Erfolg nur der ersten Behandlung 0,8 · 0,2 und für den Erfolg nur der zweiten Behandlung 0,2 · 0,8 gilt.
(3) ist falsch, weil für den Misserfolg nur der ersten Behandlung 0,2 · 0,8 gilt und für den Misserfolg nur der zweiten Behandlung 0,8 · 0,2. (3) lautet also richtig 2 · 0,2 · 0,8. Wenn von 2 Behandlungen nur eine erfolgreich ist, so bedeutet dies, dass nur eine nicht erfolgreich ist. Deshalb führen (2) und (3) zum selben Ergebnis.
(4) ist richtig, weil für den Erfolg nur der ersten Behandlung 0,8 · 0,2 · 0,2 · 0,2 · 0,2 gilt, für den Erfolg nur der zweiten 0,2 · 0,8 · 0,2 · 0,2 · 0,2 usw. Die Addition führt zu $5 \cdot 0{,}8 \cdot (0{,}2)^4$.

2 (B) Der Erbgang verläuft nach dem untenstehenden Schema: Jedes 4. Kind ist homozygot gesund und jedes 4. Kind ist homozygot krank.

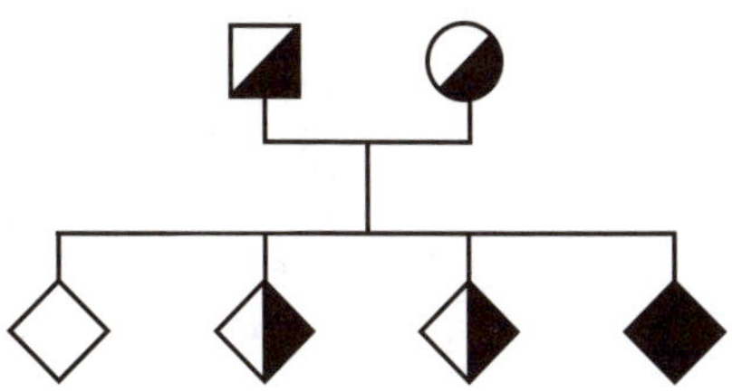

Die Zufallsvariable *X*, die die Anzahl der homozygot gesunden Kinder angibt, hat den Erwartungswert *n*/4, wobei *n* die Gesamtzahl der Kinder von zwei heterozygoten Eltern angibt. Beispielsweise erwartet man in einer Familie mit *n* = 8 Kindern *n*/4 = 2 homozygot gesunde Kinder.

Dieser Erwartungswert stellt sich natürlich nicht in jeder Familie mit acht Kindern ein, sondern nur als arithmetischer Mittelwert sehr vieler Familien mit acht Kindern. Die Binomialverteilung gibt an, mit welcher Wahrscheinlichkeit

$$P(X=k) = \binom{n}{k} p^k \cdot q^{n-k}$$

in einer Familie mit *n* Kindern *k* Kinder homozygot gesund sind. Die Binomialverteilung ist anwendbar, weil es sich bei der Vererbung an die verschiedenen Kinder um voneinander unabhängige Ereignisse mit gleicher Einzelwahrscheinlichkeit *p* handelt. Die Varianz um den Erwartungswert beträgt nach den Gesetzen der Binomialverteilung $p\,q\,n = 0{,}25 \cdot 0{,}75 \cdot n$.

Der Erwartungswert für die Zufallsvariable *Y* für homozygot kranke Kinder beträgt 0,25, die Varianz beträgt ebenfalls $0{,}25 \cdot 0{,}75 \cdot n$.

3 (B) Siehe Erläuterungen zur Aufgabe 2.

4 (A) Für jeden Patienten gilt dieselbe Einzelwahrscheinlichkeit *p*, dass seine Erkrankung tödlich endet. Diese Einzelwahrscheinlichkeit heißt Letalität. Wenn 10 oder 100 Patienten erkrankt sind, gibt die Letalität den Anteil *p* an, bei dem die Erkrankung tödlich enden wird.

Allgemein gilt:

Anzahl der Todesfälle
= Anzahl der Erkrankten × Letalität
$= n \times p$

5 (C) Dass die erste Studie zu einem statistisch signifikantem Ergebnis kommt, ergibt sich aus der Irrtumswahrscheinlichkeit, die als 5 Prozent gewählt wurde. Dasselbe gilt für die zweite, dritte und vierte Studie. Es ist, als ob man viermal eine Kugel aus einer Urne ziehen würde und die Kugel nach jedem Zug zurücklegen würde, so dass für jeden Zuf dieselbe Einzelwahrscheinlichkeit p gilt.
Weitere Infos auf Seite 185 ff. des Lehrbuches.
Die Lösung (C) bezieht sich auf den Fall, dass die Nullhypothese *genau* einmal verworfen wird. In der Aufgabenstellung wurde aber danach gefragt, dass die Nullhypothese *mindestens* einmal verworfen wurde.

Übungsaufgaben

8. 1 Eigenschaften der Normalverteilung

1. Welche Aussage trifft **nicht** zu? Für die Dichte der Normalverteilung $N(\mu, \sigma^2)$ gilt:

(A) Sie ist symmetrisch zu μ.
(B) Sie ist symmetrisch zu σ^2.
(C) Sie ist eindeutig bestimmt durch die Parameter μ und σ^2.
(D) Der Median der Verteilung ist μ.
(E) Etwa 95 % der Werte liegen zwischen $\mu - 2\sigma$ und $\mu + 2\sigma$.

2. Bei der Normalverteilung $N(\mu, \sigma^2)$

(A) liegen alle Werte zwischen $\mu - 3\sigma$ und $\mu + 3\sigma$
(B) ist immer $\mu = 0$ und $\sigma^2 = 1$
(C) ist der Median gleich dem Erwartungswert
(D) ist die Varianz immer größer als μ
(E) ist die Spannweite gleich der Varianz

3. Die Dichtefunktion der Normalverteilung

(1) ist symmetrisch
(2) ist eingipflig
(3) nähert sich asymptotisch der x-Achse
(4) ist glockenförmig

(A) nur 1 ist richtig
(B) nur 2 ist richtig
(C) nur 4 ist richtig
(D) nur 1, 2 und 4 sind richtig
(E) 1 bis 4 = alle sind richtig

4. Ob die Glockenkurve der Dichtefunktion einer Normalverteilung flach verläuft oder nicht, hängt (abgesehen vom Maßstab) ab

(A) von der Varianz
(B) von der Kovarianz
(C) vom Mittelwert
(D) vom Modus
(E) vom Median

5. Wie viel Prozent der Beobachtungen liegen bei der Normalverteilung etwa im Bereich $(\mu - 2\sigma, \mu + 2\sigma)$?

(A) 68 %
(B) 74 %
(C) 95 %
(D) 99 %
(E) 99,9 %

6. Für die Konstruktion eines Normbereiches eines normal verteilten Merkmals mit dem Erwartungswert μ und der Varianz σ^2 gilt folgende Aussage: Von den Merkmalswerten liegen etwa

(A) 2,5 % unterhalb des Punktes $\mu - 2\sigma$
(B) 5 % oberhalb des Punktes $\mu + 2\sigma$
(C) 99 % innerhalb der Grenzen $\mu - 2\sigma$ und $\mu + 2\sigma$
(D) 90 % innerhalb $\mu - \sigma$ und $\mu + \sigma$
(E) 3 % oberhalb von $\mu + 3\sigma$

7. Welche Aussage trifft **nicht** zu? Für die Standardnormalverteilung $N(0; 1)$ gilt:

(A) der Median ist 0
(B) der Erwartungswert ist 0
(C) die Standardabweichung ist 1
(D) die Varianz ist 1
(E) die Spannweite ist 2

8. Wodurch ist eine standardisierte Normalverteilung gekennzeichnet?

Antwort	μ	σ^2
A	1	0
B	1	1
C	0	0,5
D	0	1
E	beliebig	beliebig

8.2. Das Gaußsche Integral

9. Mit Hilfe des sog. Wahrscheinlichkeitspapiers wird geprüft, ob eine empirische Verteilung in etwa der Normalverteilung entspricht. Dabei

(1) ist die y-Achse so skaliert, dass beim Eintragen der Werte der Verteilungsfunktion einer Normalverteilung eine Gerade entstehen muss
(2) muss eine Tabelle der Normalverteilung zur Prüfung mit herangezogen werden
(3) ist der Mittelwert der empirischen Verteilung ungefähr identisch mit dem Wert auf der x-Achse, der dem Schnittpunkt der eingepassten Geraden mit der 50 %-Linie entspricht.

(A) nur 1 ist richtig
(B) nur 3 ist richtig
(C) nur 1 und 2 sind richtig
(D) nur 1 und 3 sind richtig
(E) 1 bis 3 = alle sind richtig

Lösung der Übungsaufgaben

1 (B) Die Varianz σ^2 ist kein Lage-, sondern ein Streuungsmaß. Schon deshalb fällt es schwer, sich vorzustellen, wozu die Normalverteilung symmetrisch sein soll. Nur wenn der Zahlenwert von σ^2 zufälligerweise mit dem Zahlenwert von μ übereinstimmt, ist (B) zutreffend.

2 (C) Bei einer Normalverteilung fallen Median, Modalwert und Erwartungswert zusammen.

3 (E) Alle Aussagen sind richtig. Bei der Gauß- oder Normalverteilung handelt es sich um eine theoretisch hergeleitete Wahrscheinlichkeitsverteilung einer stetigen Zufallsvariablen. Weil es sich um eine stetige Zufallsvariable handelt, gibt die Ordinate (y-Achse) anstelle der relativen Häufigkeit $f(x)$ die Wahrscheinlichkeitsdichte $f(x)$ an. Deshalb spricht man von Dichtefunktion (s. S. 89 ff. des Lehrbuchs).

4 (A) Die Form der Glockenkurve ist, abgesehen vom Maßstab, nur von der Varianz σ^2 bzw. von der Standardabweichung s abhängig. Arithmetischer Mittelwert, Modus und Median fallen bei der Normalverteilung auf denselben Wert und bestimmen die Lage der Glockenkurve auf der x-Achse

5 (C) Der Bereich $\overline{x} \pm c_\alpha \sigma$ um den Mittelwert $\overline{x}$, in den ein bestimmter Prozentsatz aller x-Werte fällt, heißt Referenzbereich. Bei der Normalverteilung reicht der Referenzbereich für $\alpha = 68{,}27\,\%$ von $\mu - \sigma$ bis $\mu + \sigma$, für $\alpha = 95{,}45\,\%$ von $\mu - 2\sigma$ bis $\mu + 2\sigma$ und für $\alpha = 99{,}73\,\%$ von $\mu - 3\sigma$ bis $\mu + 3\sigma$.

6 (A) Der Bereich $\mu \pm 2\sigma$ umfasst bei der Normalverteilung ca. 95 % aller Werte. Deshalb liegen ca. 2,5 % aller Werte unterhalb des Punktes $\mu - 2\sigma$.

7 (E) Die Spannweite ist die Differenz zwischen dem kleinsten und größten Wert einer Verteilung. Bei jeder empirischen Verteilung, etwa den Werten einer Stichprobe, lässt sich die Spannweite angeben, wobei es eventuell Interpretationsprobleme geben kann, ob die Extremwerte als sog. Ausreißer überhaupt zur Stichprobe gehören oder ob es sich um einen Erhebungs-, Mess-, Schreib- oder Rechenfehler handelt.

Bei einer theoretischen Verteilung wie der Gaußverteilung lässt sich keine Spannweite angeben, weil man nicht sagen kann, wie groß der kleinste bzw. größte noch zur Verteilung gehörende Wert ist. Die Gaußverteilung nähert sich asymptotisch der x-Achse; dies bedeutet, dass die x-Achse an keiner Stelle erreicht wird und das Auftreten eines Wertes an keiner Stelle unmöglich ist. Allerdings nähert sich die Gaußkurve im Abstand weniger Standardabweichungen vom Erwartungswert so stark der x-Achse an, dass die Wahrscheinlichkeit für das Auftreten von Messwerten fast unendlich klein und „praktisch Null“ ist.

8 (D) Die standardisierte Normalverteilung oder Standardnormalverteilung hat den Erwartungswert $\mu = 0$ und liegt damit symmetrisch zur y-Achse im Koordinatensystem. Die Standardabweichung σ bzw. Varianz σ^2 beträgt $\sigma = \sigma^2 = 1$.

9 (D) Die Aussagen 1 und 3 sind richtig. In das Wahrscheinlichkeitspapier wird die Summenhäufigkeit $F(x)$ für jeden in der empirischen Verteilung aufgetretenen x-Wert eingezeichnet. Man erhält auf diese Weise eine Treppenkurve, wie dies z. B. auf S. 95 des Lehrbuches für die Schwangerschaftsdauer demonstriert wurde. Wegen der großen Zahl der Probanden sind hier die Treppenstufen kaum noch zu erkennen. Der Schnittpunkt dieser Treppenkurve mit der 50 %-Linie gibt exakt den Median der empirischen Verteilung an. Die eingepasste Gerade im Wahrscheinlichkeitspapier schneidet die 50 %-Linie möglicherweise an einem geringfügig anderen x-Wert als die Treppenkurve. Deshalb entspricht der Schnittpunkt nur ungefähr dem Median.
Bei der Gaußverteilung haben Median und Mittelwert denselben Wert, bei einer Stichprobe einer normalverteilten Zufallsvariablen kann jedoch eine Differenz zwischen Median und Mittelwert bestehen. Dies ist der zweite Grund, weshalb der Schnittpunkt der eingepassten Geraden mit der 50 %-Linie nur ungefähr dem arithmetischen Mittelwert entspricht.

Übungsaufgaben

10. Nach Auftragen der Häufigkeitssummen als Punkte im Wahrscheinlichkeitspapier kann aus der Steigung der am besten durch die Punkte gelegten Geraden geschätzt werden:

(A) der Erwartungswert
(B) der Median
(C) der Regressionskoeffizient
(D) die Standardabweichung
(E) die Korrelation

11. Mit dem Wahrscheinlichkeitspapier lässt sich

(1) der Schätzwert für μ ermitteln
(2) der Schätzwert für s ermitteln
(3) die empirische Verteilung auf Normalität prüfen

(A) nur 1 ist richtig
(B) nur 1 und 3 sind richtig
(C) nur 2 und 3 sind richtig
(D) alle Aussagen sind falsch
(E) alle Aussagen sind richtig

12. Durch welche Umrechnung können die Werte einer normalverteilten Zufallsvariablen in Werte einer standardnormalverteilten Zufallsvariablen überführt werden?

(A) eine solche Transformation ist nicht möglich
(B) durch Division durch 100
(C) durch Subtraktion des Wertes μ und Division der resultierenden Differenz durch σ
(D) durch Multiplikation mit σ und Division des resultierenden Produktes durch μ,
(E) durch Multiplikation mit μ und Division durch σ

13. $u = \dfrac{x-\mu}{\sigma}$ ist die Formel für

(A) den gepaarten t-Test
(B) die Ableitung von χ^2
(C) die Varianz der Normalverteilung (μ, σ^2)
(D) die Spannweite
(E) die Überführung von Werten einer normalverteilten Variablen in Werte einer standardnormalverteilten Variablen.

14. Welche der folgenden Zufallsvariablen folgt **keiner** Normalverteilung, wenn X selbst normalverteilt und α eine reelle positive Zahl ist (σ = Standardabweichung)?

(A) $\alpha \cdot X$
(B) X/σ
(C) $X - \alpha$
(D) X^2
(E) $\dfrac{X-\alpha}{\sigma}$

15. In einer Bevölkerung sei die Höhe systolischen Blutdrucks normalverteilt mit dem Mittelwert μ = 125 mm Hg und der Standardabweichung σ = 10 mm Hg.

Bei wie viel Prozent der Bevölkerung hat der Blutdruck einen Wert, der niedriger als 105 oder höher als 135 mmHg ist? (Bei der Standardnormalverteilung ist $F(1) = 0,84$ und $F(2) = 0,98$.)

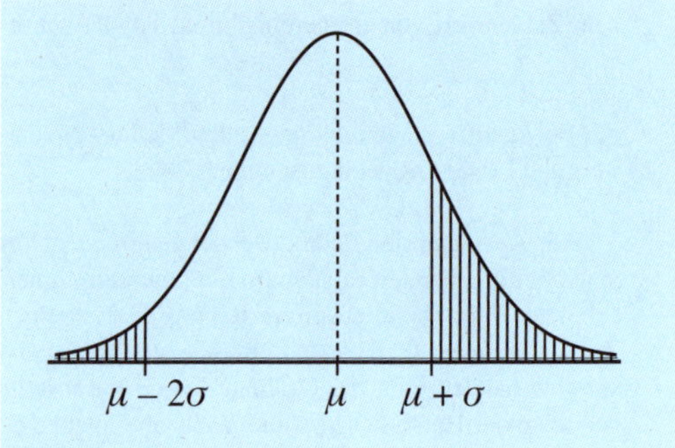

(A) 9 %
(B) 18 %
(C) 33 %
(D) 50 %
(E) 82 %

16. In einer Stichprobe von 100 Frauen im Alter von 25 bis 29 Jahren entsprach die Verteilung der systolischen Blutdruckwerte einer Normalverteilung. Der Mittelwert betrug 120 mm Hg, die Standardabweichung 10 mm Hg.
In welchem Bereich lagen die Blutdruckwerte von rund 95 % der Frauen?

(A) 90 bis 150 mm Hg
(B) 94 bis 146 mm Hg
(C) 100 bis 140 mm Hg
(D) 110 bis 130 mm Hg
(E) 113 bis 127 mm Hg

Lösung der Übungsaufgaben

10 (D) Aus der in das Wahrscheinlichkeitspapier eingezeichneten Geraden kann man den Erwartungswert, den Median und die Standardabweichung schätzen, sofern die Werte annähernd normalverteilt sind, was aber auch darin zum Ausdruck kommt, dass die Punkte annähernd auf einer Geraden liegen.

Aus der *Steigung* der Geraden lässt sich jedoch nur die Standardabweichung ablesen: Der Schätzwert s für die Standardabweichung σ ergibt sich als Differenz zwischen dem x-Wert x_1, der dem 16. Perzentil entspricht ($F(x_1) = 0{,}16$), und dem Wert x_2, der dem 50. Perzentil entspricht: ($F(x_2) = 0{,}5$). Der Wert x_2 ist – wie zu Aufgabe 12 erläutert – in der Regel mit dem Mittelwert $\bar{x}$ fast identisch. Dieselbe Differenz, die zwischen x_1 und x_2 besteht, besteht zwischen x_2 und x_3: $x_2 - x_1 = x_3 - x_2$. Der Wert x_3 entspricht dem 84. Perzentil ($F(x_3) = 0{,}84$).

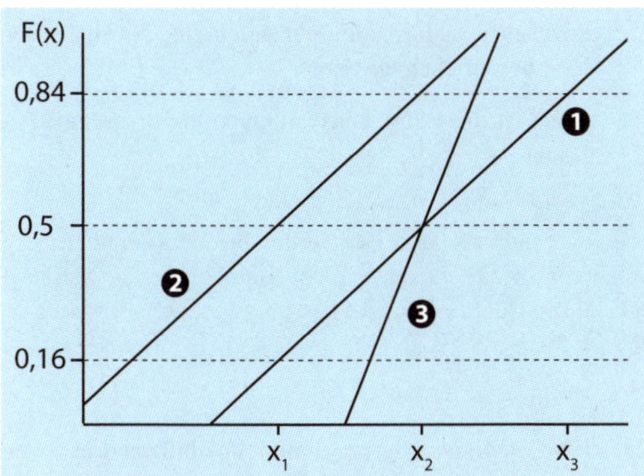

Eine Normalverteilung mit gleicher Standardabweichung s, aber anderem Mittelwert $\bar{x}$, erscheint im Wahrscheinlichkeitspapier als parallelverschobene Gerade (2).

Gerade (3) stellt eine Normalverteilung mit geringerer Streuung (Standardabweichung) dar.

11 (E) Siehe Erläuterungen zu Aufgabe 9 und 10.

12 (C) Eine ausführliche Erläuterung zu dieser Umrechnung findet sich auf Seite 87 f. des Lehrbuchs. An dieser Stelle sei ein Beispiel durchgerechnet:

$\mu = 1000$
$\sigma = 100$
$x_1 = 800 \quad u_1 = (800 - 1000)/100 = -200/100 = -2$
$x_2 = 900 \quad u_2 = (900 - 1000)/100 = -100/100 = -1$
$x_3 = 1000 \quad u_3 = (1000 - 1000)/100 = 0/100 = 0$
$x_4 = 1100 \quad u_4 = (1100 - 1000)/100 = 100/100 = 1$
$x_5 = 1200 \quad u_5 = (1200 - 1000)/100 = 200/100 = 2$

13 (E) Erläuterung siehe Aufgabe 12.

14 (D) Bei (A) wird die Normalverteilung um den Faktor a gestreckt, bei (B) erfolgt die Streckung um den Faktor $1/\sigma$. Es handelt sich hierbei im Grunde nur um eine Maßstabsveränderung. Bei (C) erfolgt eine Parallelverschiebung um a, und bei (E) werden Parallelverschiebung und Stauchung kombiniert.

Alle Messwerte, die zur Normalverteilung gehören, werden diesen Operationen in gleicher Weise unterzogen, so dass z.B. die typische Form der Gaußkurve erhalten bleibt.

Bei (D) hingegen werden große Messwerte wesentlich stärker auf der Zahlengeraden gestreckt als kleine, dadurch geht die typische Form der Gaußschen Glockenkurve verloren. Negative x-Werte sind nach der Quadrierung sogar positiv.

15 (B) Diese Aufgabe besteht aus zwei Fragen:

1. Welcher Anteil der Werte ist kleiner als 105?
2. Welcher Anteil der Werte ist größer als 135?

zu 1: Der systolische Blutdruck 105 entspricht einem u-Wert von $(105 - \mu)/\sigma = (105 - 125)/10 = -2$. Die Frage lautet jetzt: Welcher Anteil aller Werte der Standardnormalverteilung ist kleiner als $u = -2$? Es wird der $\Phi(2)$-Wert gesucht. In der Aufgabenstellung ist vermerkt, dass der $F(2)$-Wert für die Standardnormalverteilung, der ja mit dem $\Phi(2)$-Wert übereinstimmt, den Wert 0,98 habe. Dies bedeutet, dass 2 % aller u-Werte größer als 2 sind. Wegen der Symmetrie der Normalverteilung sind umgekehrt 2 % aller u-Werte kleiner als –2. Hiermit ist die Frage 1 beantwortet.

zu 2: Der systolische Blutdruck 135 entspricht einem u-Wert von $(135–125)/10 = 10/10 = 1$.
Da $F(1) = 0{,}84$, wissen wir, dass 16 % aller u-Werte größer als 1 sind. Hiermit ist die Frage 2 beantwortet.

Insgesamt erfüllen also 2 % + 16 % = 18 % aller Werte die genannten Bedingungen.

16 (C) Bei einer Normalverteilung liegen 68,26 % aller Werte innerhalb einer Standardabweichung zu beiden Seiten des Mittelwertes, 95,45 % innerhalb von zwei Standardabweichungen und 99,73 % innerhalb von drei Standardabweichungen.

Bei dieser Aufgabe ist nach dem Streubereich gefragt, der 95 % aller Werte umfasst. Es geht hier also um jeweils zwei Standardabweichungen oberhalb und unterhalb des Mittelwertes.

Übungsaufgaben

17. Welcher Massenindex (BMI) entspricht am ehesten dem Median bei 40- bis 65-jährigen Männern?

(A) 15
(B) 25
(C) 35
(D) 40
(E) 100

18. Die Anzahl der Impulse, die von der Strahlung einer radioaktiven Substanz ausgehen und gemessen werden, habe den Erwartungswert E und die Varianz E. Ihre Verteilung kann, wenn E groß ist, durch eine Normalverteilung approximiert werden (u_α = α-Quantil der Standardnormalverteilung). Das bedeutet, dass man mit einer Wahrscheinlichkeit von 5 % einen Wert beobachten wird, der größer ist als

(A) $E + u_{0,975} E$
(B) $E + u_{0,95} E$
(C) $E + u_{0,95} \sqrt{E}$
(D) $E + u_{0,975} \sqrt{E}$
(E) $E + u_{0,05} \sqrt{E}$

19. Ab welchem Body-Mass-Index-Wert (Quetelet-Index) kann mit Sicherheit starkes Übergewicht angenommen werden?

(A) 20
(B) 30
(C) 40
(D) 50
(E) 50

20. Maßzahlen für Gewichtsvergleiche sind dann gut, wenn sie möglichst unabhängig von der Körpergröße Vergleiche zulassen.

Auf welche der nachstehenden Maßzahlen trifft dies zu?

(1) Idealgewicht
(2) Broca-Index
(3) Quetelet-Index (Body-Mass-Index)

(A) nur 2 ist richtig
(B) nur 3 ist richtig
(C) nur 1 und 2 sind richtig
(D) nur 2 und 3 sind richtig
(E) 1-3 = alle sind richtig

21. Der Querelet-Index (Body-Mass-Index) gilt als aussagekräftiger Index zur Erfassung des Ernährungszustandes von Bevölkerungen.

Für diesen Index treffen folgende Aussagen zu:

(1) Er berücksichtigt Körpergewicht und Körpergröße.
(2) Er wird gebildet als Quotient aus dem Körpergewicht und dem Quadrat der Körpergröße.
(3) Die Variation des Index hängt im Wesentlichen vom Körpergewicht ab.
(4) Die Variation des Index hängt im Wesentlichen von der Körpergröße ab.

(A) nur 3 ist richtig
(B) nur 1 und 2 sind richtig
(C) nur 1 und 3 sind richtig
(D) nur 1, 2 und 3 sind richtig
(E) alle sind richtig

22. Die Daten einer Stichprobe können nach logarithmischer Transformation gut durch eine Normalverteilung beschrieben werden.

Dann ist die Häufigkeitsverteilung der ursprünglichen Daten

(A) annähernd eine Normalverteilung
(B) symmetrisch mit Ausreißern in beiden Richtungen
(C) rechtsschief (arithmetisches Mittel größer als Median)
(D) linksschief (arithmetisches Mittel kleiner als Median)
(E) u-förmig

23. Ein Früherkennungsprogramm für Bluthochdruck wurde in einer städtischen Bevölkerung durchgeführt. Die diastolischen Blutdruckwerte von 1500 Männern im Alter von 30 bis 69 Jahren sahen wie folgt aus:

Diastolischer Blutdruck (mmHG)	Männer (n)	Prozent
<65	60	4
65-74	270	18
75-84	540	36
85-94	420	28
95-104	150	10
105-115	45	3
>115	15	1
Gesamt	1500	100

Diastolische Blutdruckwerte von 95 mmHg und darüber wurden als hypertensiv angesehen. Männer mit solchen Werten wurden zur weiteren diagnostischen Abklärung geschickt.

Somit wurde eine weitere diagnostische Abklärung bei denjenigen Männern vorgenommen, deren Werte

(A) oberhalb des 86. Perzentils lagen
(B) oberhalb des 95. Perzentils lagen
(C) oberhalb des 97. Perzentils lagen
(D) unterhalb des 14. Perzentils lagen
(E) unterhalb des 28. Perzentils lagen

Lösung der Übungsaufgaben

17 (B) In dieser Aufgabe ist nicht gesagt worden, um welche Population und welchen Zeitpunkt es sich handelt, sodass man von Mitteleuropa zu Beginn des 21. Jahrhunderts ausgehen muss.
Die vorgeschlagenen Werte liegen weit auseinander. Ein BMI von 25 markiert die Grenze vom Normalgewicht zum Übergewicht, 15 wäre stark untergewichtig und ab 35 liegt eine extreme Adipositas vor.
In Europa sind die Engländer zur Zeit am übergewichtigsten. Wenn die jetzige Entwicklung anhält, könnte in einigen Jahrzehnten tatsächlich ein BMI von über 30 üblich werden.

18 (C) In dieser Aufgabe liegt die vielleicht etwas verwirrende Situation vor, dass der Erwartungswert μ und die Varianz σ^2 denselben Zahlenwert $E = \mu = \sigma^2$ besitzen. Dies liegt daran, dass es sich hierbei um eine Poissonverteilung (s. S. 83 im Lehrbuch) handelt.

Das α-Quantil ist der u-Wert, der nur von $1 - \alpha$ aller Werte überschritten wird. Wenn 5 % der Werte größer sein sollen, muss α den Wert $\alpha = 0{,}95$ besitzen.

Wenn man bedenkt, dass $E = \mu$ und dass $\sigma = \sqrt{E}$ ist, gilt $E + u_{0,95}\sqrt{E} = \mu + u_{0,95} \cdot \sigma$

19 (B) Beim BMI liegt das Normalgewicht zwischen 20 und 25, bei Werten zwischen 25 und 30 spricht man von Übergewicht oder Präadipositas, bei Werten über 30 von Adipositas.

20 (E) Alle drei Berechnungsformeln berücksichtigen die Körpergröße. Der Broca-Index dient zur Berechnung des Normalgewichtes nach der Formel

Körpergröße in cm minus 100 = **Normalgewicht** in kg

Das **Idealgewicht** berechnet sich als

Normalgewicht minus 10 %

Im Gegensatz zum Body-Mass-Index gibt es bei den Begriffen Normalgewicht oder Idealgewicht bzw. Adipositas keine Zahlenwerte als Indikator einer Verbesserung oder Verschlechterung der Situation im Laufe der Behandlung.

21 (E) Alle Aussagen sind richtig. Der Vorteil gegenüber den früher üblichen Kriterien wie Normalgewicht oder Idealgewicht besteht darin, dass man für jeden Menschen eine Zahl errechnen kann, die auch auf kleinere Veränderungen des Körpergewichtes reagiert.
Dies ist auch deshalb wichtig, weil es früher keine klaren Abgrenzunugen zwischen den verschiedenen Ausprägungen der Adipositas bzw. Präadipositas gegeben hat.

22 (C) Würde man die Werte der Verteilung in ein Koordinatensystem mit einer logarithmisch unterteilten x-Achse eintragen, würde sich das typische Bild der Gaußschen Glockenkurve ergeben.
Bei einer linear unterteilten x-Achse ist der rechte Teil der Glockenkurve gestreckt, der linke Teil hingegen gestaucht. Das hat zur Folge, dass der arithmetische Mittelwert größer als der Median ist.

23 (A) Es wurden die Männer weiter abgeklärt, die in den untersten drei Kategorien aufgeführt sind. Insgesamt waren es 150 + 45 + 15 = 210 Männer.
In der rechten Spalte der Tabelle ist bereits ausgerechnet worden, dass es sich dabei um

$$10\,\% + 3\,\% + 1\,\% = 14\,\%$$

der untersuchten Population handelt. Die 86 % mit den niedrigsten Werten wurden nicht nachuntersucht.

Übungsaufgaben

9.1 Systematische Fehler

1. Welche Verzerrung (Bias) tritt am ehesten auf, wenn bei der Planung einer Fall-Kontroll-Studie eine ergebnisrelevante Exposition vernachlässigt wird?

(A) Informations-Bias
(B) Reporting-Bias
(C) Publikations-Bias
(D) Confounding-Bias
(E) Recall-Bias

2. In folgenden Fällen ist ein systematischer Untersuchungsfehler zu erwarten:

(1) Zwei Ärzte führen Messungen zur gleichen Fragestellung durch, der eine jeweils am Morgen, der andere am Nachmittag.
(2) Bei einer Befragung sind alle Interviewer Frauen.
(3) Bei einer Befragung in Haushalten gibt der jeweils Anwesende Auskunft über die Krankheiten aller Haushaltsmitglieder.
(4) Zu einem psychologischen Experiment werden Versuchspersonen über Zeitungsinserate gesucht.
(5) Ein Professor vertritt eine bestimmte Hypothese zur Entstehung der Aggression. Er überprüft sie jeweils an seinem Studentenjahrgang.

(A) nur 2 und 5 sind richtig
(B) nur 1, 2 und 3 sind richtig
(C) nur 1, 2 und 4 sind richtig
(D) nur 1, 3 und 5 sind richtig
(E) 1–5 = alle sind richtig

9.2 Zufällige Fehler

3. Im Allgemeinen setzt sich der Versuchsfehler aus einem systematischen Fehler und einem zufälligen Fehler zusammen. Die interindividuelle Variabilität beeinflusst stets

(1) den zufälligen Fehler
(2) den systematischen Fehler
(3) die Hypothesen
(4) den Versuchsfehler

(A) nur 2 ist richtig
(B) nur 1 und 3 sind richtig
(C) nur 1 und 4 sind richtig
(D) nur 1, 2 und 3 sind richtig
(E) nur 2, 3 und 4 sind richtig

4. Der arithmetische Mittelwert von n unabhängigen Zufallsvariablen, die alle normalverteilt sind mit denselben Parametern μ und σ^2, folgt einer

(A) Normalverteilung mit denselben Parametern μ und σ^2
(B) Normalverteilung mit den Parametern 0 und 1
(C) Normalverteilung mit den Parametern μ und σ^2/n
(D) t-Verteilung mit n Freiheitsgraden
(E) t-Verteilung mit $n - 1$ Freiheitsgraden

5. In der erwachsenen Bevölkerung habe der Cholesteringehalt des Serums eine Verteilung mit einem Erwartungswert von 180 mg/100 ml und einer Standardabweichung von 20.
Wie ist dann das arithmetische Mittel von vier zufällig ausgewählten Personen verteilt?

(A) t-verteilt mit dem Erwartungswert 18
(B) χ^2-verteilt mit 3 Freiheitsgraden
(C) ungefähr normalverteilt mit unbekannter Varianz
(D) verteilt mit dem Erwartungswert 180 und einer Standardabweichung von 10
(E) verteilt mit einem Erwartungswert von 180 und einer Standardabweichung von 5

6. Um eine Standardabweichung des Mittelwertes von n Beobachtungen zu erhalten, die der gleichen Verteilung folgen, muss die Standardabweichung σ der ursprünglichen Verteilung multipliziert werden mit

(A) n
(B) $\sqrt{n}$
(C) $1/\sqrt{n}$
(D) $1/n$
(E) $1/n^2$

7. Es ist bekannt, dass ein Laborverfahren zur Messung der Konzentration einer bestimmten Substanz im Serum eine Varianz von 10 hat. Zur Reduktion der Varianz des Messfehlers wird das gleiche Serum mehrmals analysiert und der Mittelwert berechnet. Um die vom Messverfahren bedingte Varianz des Mittelwerts auf einen Wert von höchstens 3 zu senken, muss die Messung mindestens wiederholt werden:

(A) zweimal
(B) dreimal
(C) viermal
(D) neunmal
(E) Die Varianz des Mittelwertes hängt nicht von der Anzahl der Wiederholungen ab.

8. In einer zufälligen Stichprobe von 100 gesunden einjährigen Jungen wurde deren Körpergröße in cm gemessen. Man erhielt die folgenden Maßzahlen: $\bar{x} = 80$, $s^2 = 16$.

Wie groß ist die empirische Standardabweichung des Mittelwerts (mittlerer Fehler des Mittelwerts) $s_{\bar{x}}$?

(A) $4/80 \cdot 100\,\%$
(B) 4/100
(C) 4
(D) 4 %
(E) 0,4

9.4 Qualitätsmanagement

Ordnen Sie den in der klinischen Chemie verwendeten Begriffen der Liste 1 die richtige Bedeutung zu.

Liste 1

9. Präzision einer Methode
10. Richtigkeit einer Methode

Liste 2

(A) ausschließliche Erfassung der zu bestimmenden Substanz
(B) Feststellung einer bestimmten Erkrankung mit der angewandten Bestimmungsmethode
(C) Plausibilität eines Wertes
(D) Übereinstimmung zwischen wahrem Wert und Messwert
(E) Streuung von Wiederholungsanalysen

11. Die Erkennung systematischer Fehler soll im Rahmen der statistischen Qualitätskontrolle erfolgen durch

(A) Präzisionskontrolle
(B) Richtigkeitskontrolle
(C) externe Qualitätskontrolle
(D) Doppelbestimmungen
(E) Doppelbestimmungen mit verschiedenen Analysegeräten

Lösung der Übungsaufgaben

1 (D) Ein Confounder ist eine Einflussgröße, die die Zielgröße verändern kann. Wenn der Confounder bei der Versuchsplanung nicht berücksichtigt wird und *irgendwie* auf die Zielgröße einwirkt, kann ein systematischer Fehler entstehen. Dies ist vor allem dann der Fall, wenn der Confounder unterschiedlich stark auf die Vergleichsgruppen wirkt. Man sollte bei der Versuchsplanung versuchen, mögliche Confounder nicht zur Wirkung kommen zu lassen.

2 (E) Der systematische Fehler kann z.B. entstehen, wenn

bei (1) die Zielgröße einer Tagesrhythmik unterliegt;
bei (2) die Fragestellung mit dem Rollenklischee der Geschlechter in Verbindung steht;
bei (3) vormittags die Mütter anzutreffen sind, die über die Krankheiten der Kinder besser informiert sind als die Väter;
bei (4) ein Selektionseffekt vorliegt, indem sich nur einschlägig Interessierte melden;
bei (5) nur Studenten untersucht werden. Man weiß auch nicht, wie objektiv das Urteil des Professors ausfällt, wenn es um seine eigene Hypothese geht.

3 (C) Die interindividuelle Variabilität ist Teilursache des zufälligen Versuchsfehlers und damit auch Teilursache des (gesamten) Versuchsfehlers. Ein systematischer Fehler und ein Einfluss auf die (untersuchten) Hypothesen könnten auftreten, sind aber nicht zwingend.

4 (C) Es handelt sich hierbei um die typische Situation, dass eine Messung mehrfach wiederholt und der Mittelwert gebildet wird. Sofern kein systematischer Messfehler vorliegt, haben alle Messwerte den Erwartungswert μ und die Varianz σ^2. Der arithmetische Mittelwert weist eine Varianz von σ^2/n auf und ist deshalb ein besserer Schätzwert für μ als die einzelnen Messwerte.
Wenn σ^2 unbekannt ist und durch s^2 geschätzt wird, folgt $\bar{x}$ einer Student-*t*-Verteilung mit $n-1$ Freiheitsgraden.

5 (D) Der Erwartungswert bleibt unverändert bei 180, die Standardabweichung verringert sich um den Faktor $\sqrt{4} = 2$.

6 (C) Um beispielsweise die Streuung (Standardabweichung) einer Messung zu halbieren, muss die Messung viermal wiederholt werden, und der Mittelwert x aller Messungen muss gebildet werden.

7 (C) Bei viermaliger Wiederholung reduziert sich die Varianz um den Faktor 4, also von 10 auf 10/4 = 2,5. Die Standardabweichung sinkt dadurch von $\sqrt{10} = 3{,}16$ auf $\sqrt{2{,}5} = 1{,}58$.

8 (E) Bei 100 Messungen ergab sich eine Standardabweichung von $s = \sqrt{16} = 4$.
Die Standardabweichung des Mittelwertes $s_{\bar{x}}$ beträgt

$$s_{\bar{x}} = s/\sqrt{n} = 4/\sqrt{100} = 4/10 = 0{,}4.$$

9 (E) Eine präzise Messung muss nicht notwendigerweise eine richtige Messung sein. Auch eine Messung, die immer wieder mit demselben systematischen Fehler behaftet zum selben falschen Ergebnis führt, wird in der Nomenklatur der Fehlerrechnung als präzise bezeichnet.

10 (D) Die Übereinstimmung zwischen wahrem Wert und dem Messwert ist das zentrale Ziel aller Laboruntersuchungen.

11 (B) Die Erkennung systematischer Fehler erfolgt durch die Richtigkeitskontrolle. Die Richtigkeitskontrolle erfolgt einerseits durch die Bestimmung von Kontrollseren oder Standardproben, deren Zusammensetzung bekannt ist, und andererseits durch externe Qualitätskontrolle, z. B. Teilnahme an Ringversuchen.

Übungsaufgaben

12. In einer Universitätsklinik wird regelmäßig die Zeit zwischen Einsendung einer Probe und Eintreffen des histologischen Befundes registriert.
Welche Dimension der Qualität wird damit am besten erfasst?

(A) Strukturqualität
(B) Prozessqualität
(C) Ergebnisqualität
(D) Produktqualität
(E) Pflegequalität

13. Aufgrund eines fehlerhaften Thermostaten wird bei der Aktivitätsbestimmung eines Enzyms jeweils eine gegenüber dem „wahren Wert" um 30 erhöhte Aktivität aufgefunden bei ausgezeichneter Reproduktion der Ergebnisse.

Unter diesen Bedingungen hat der Test eine hohe

(A) Validität
(B) Reliabilität
(C) Spezifität
(D) positive Prädiktion
(E) Keine der Aussagen (A)-(D) trifft zu.

Lösung der Übungsaufgaben

12 (B) Die Prozessqualität beschreibt im weitesten Sinn den Umgang mit der Probe: Transport, Beschriftung, Lagerung, Kühlung, Färbung, Befundung, Dokumentation und schließlich die Mitteilung des Ergebnisses an den einsendenden Arzt.
Es geht hierbei nicht nur um die Arbeitsabläufe im Routinebetrieb, sondern vor allem auch darum, wie reagiert wird, wenn etwas schief geht, z.B. wenn aus irgendeinem Grunde die Anfärbung versagt hat. Ist das eingesandte Untersuchungsmaterial dann bereits entsorgt worden, oder kann die Färbung wiederholt werden?

13 (B) Die Reliabilität bezieht sich auf die Steuung der Ergebnisse bei Messwiederholung. In dem in der Aufgabe beschriebenen Fall hapert es an der Validität.

Übungsaufgaben

10.1 Graphische und tabellarische Darstellung

1. An den Probanden einer Stichprobe werden die Merkmale „Geschlecht" und „Körpergröße" beobachtet. Die Daten sollen in einer Kontingenztafel dargestellt werden.

Dazu muss man

(A) die Daten beider Merkmale klassieren
(B) für die Daten beider Merkmale eine Rangliste aufstellen
(C) die Daten des Merkmals „Körpergröße" klassieren
(D) eine Punktwolke zeichnen
(E) für die Daten beider Merkmale ein Konfidenzintervall berechnen

2. Welche Aussage über Kontingenztafeln trifft **nicht** zu?

(A) In Kontingenztafeln werden Häufigkeiten eingetragen.
(B) Die Vierfeldertafel ist ein Spezialfall der Kontingenztafel.
(C) Beobachtungen von zwei qualitativen Merkmalen können in einer Kontingenztafel dargestellt werden.
(D) Zur Prüfung der Unabhängigkeit der Merkmale in einer Kontingenztafel benutzt man den χ^2-Test.
(E) Die Summe der Werte jeder Zeile ist stets gleich.

3. Es wurden folgende Blutdruckwerte bei 1000 Personen beobachtet:

	Systolischer Blutdruck				
Diastol. Blutdruck	≤120	121–140	141–160	≥ 161	$\sum$
≤ 70	120	60	10	–	190
71–90	100	500	80	20	700
91 >	–	10	20	80	110
	220	570	110	100	1000

Hypertonie wurde durch systolischen Blutdruck über 140 mm Hg oder diastolischen Druck über 90 mm Hg definiert.

Wie viele Personen mit Hypertonie wurden beobachtet?

(A) 100
(B) 120
(C) 200
(D) 210
(E) 220

4. Gegeben sind folgende Werte x_{ij}:

i \ j	1	2	3
1	2	9	4
2	3	5	6
3	1	8	7

Wieviel beträgt dann $\sum_{j=1}^{j=3} x_{ij}$?

(A) 6
(B) 9
(C) 14
(D) 15
(E) 45

10.2 Regression

5. Die graphische Darstellung, die man in der linearen Regressionsanalyse benutzt, um die Daten darzustellen, ist ein(e)

(A) Histogramm
(B) Punktwolke
(C) Polygonzug
(D) Netztafel
(E) Flussdiagramm

10.3 Korrelation

6. Welche Aussage über die Punktwolken 1 bis 3 trifft zu?

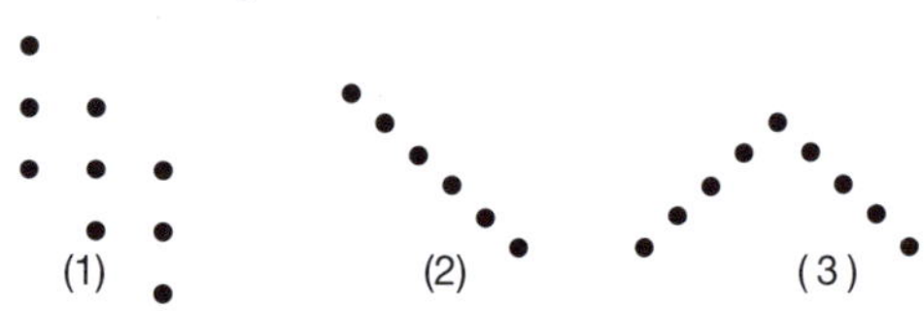

Die Korrelation beträgt	1.	2.	3.
A	− 0,7	− 1	+ 1
B	+ 0,1	− 1	0
C	− 0,7	0	+ 1
D	− 0,7	− 1	0
E	− 0,1	+1	+1

7. Der Korrelationskoeffizient ist ein Maß für

(A) die Lokalisation
(B) die Variabilität
(C) die Kovarianz
(D) den nichtlinearen Zusammenhang
(E) den linearen Zusammenhang

8. Ist der aus einer Stichprobe berechnete empirische Korrelationskoeffizient r größer als 0, dann ist der aus derselben Stichprobe berechnete Regressionskoeffizient b

(A) größer als 0
(B) nur dann größer als 0, wenn b signifikant von 0 abweicht
(C) nur dann größer als 0, wenn r größer als 0,5 ist
(D) kleiner als 0
(E) Das Vorzeichen von b lässt sich aus dem Vorzeichen von r nicht bestimmen.

9. Wenn der empirische Korrelationskoeffizient zweier Merkmale X und Y den Wert 1 hat, dann

(A) hat auch der Regressionskoeffizient b_{yx} den Wert 1
(B) fallen beide Regressionsgeraden zusammen
(C) stehen beide Regressionsgeraden senkrecht aufeinander
(D) verläuft die Regressionsgerade von Y auf X parallel zur y-Achse
(E) verlaufen die beiden Regressionsgeraden zueinander parallel mit positivem Abstand

Lösung der Übungsaufgaben

1 (C) Eine Kontingenztafel ist eine Tabelle mit Zeilen und Spalten, wobei jeweils eine Zeile oder Spalte einer Klasse entspricht. Die Körpergröße ist eine stetige Größe und muss zunächst klassiert werden, bevor sie einer Zeile bzw. Spalte der Kontingenztafel zugeordnet werden kann.
Beim Geschlecht gibt es nur zwei Ausprägungen, so dass die Klassierung bereits vorgegeben ist.

2 (E) Aussage E ist unsinnig, allenfalls könnte man folgende Aussage machen:

Summe aller Zeilensummen
= Summe aller Spaltensummen
= Gesamtsumme

3 (E) 110 Personen haben einen systolischen Blutdruck zwischen 141 und 160 mmHg. Hinzu kommen 100 Personen mit einem systolischen Blutdruck über 160 mmHg sowie 10 Personen, die zwar einen systolischen Blutdruck unter 140 mmHg, aber einen diastolischen Wert von über 90 mmHg aufweisen.

4 (E) Es sollen alle x_{ij}-Werte von $j = 1$ bis $j = 3$ aufaddiert werden, unabhängig vom i-Wert. Die drei Werte mit $j = 1$ ergeben als Summe den Wert 6. Für $j = 2$ ergibt sich analog eine Summe von 22 und für $j = 3$ ist die Summe 17. Insgesamt ergibt sich als Summe über alle j von 1 bis 3 der Wert 45.

5 (B) Eine **Punktwolke** oder auch **Scatterdiagramm** ist im Lehrbuch auf Seite 111 dargestellt.
Ein **Histogramm** oder auch ein **Polygonzug** dient zur Darstellung relativer oder absoluter Häufigkeiten.
Eine **Netztafel** (auf deutsch auch als **Nomogramm** bezeichnet) ist die graphische Darstellung der Beziehung zwischen drei Variablen. Ein Beispiel ist die Abbildung 10.4 im Lehrbuch, die die Beziehung zwischen dem Korrelationskoeffizienten in der Stichprobe, dem Korrelationskoeffizienten in der Grundgesamtheit und dem Stichprobenumfang n darstellt.
Ein **Flussdiagramm** veranschaulicht das Ablaufschema eines EDV-Programms. Dort werden die einzelnen Programmschritte mit ihren Verzweigungen dargestellt.

6 (D) In Abbildung 3 ist zwar ein Zusammenhang zwischen den Größen X und Y anzunehmen, jedoch kein linearer, weshalb $r = 0$. r ist nur deshalb genau Null, weil die Punkte genau symmetrisch liegen.

7 (E) In dieser Aufgabe ist der Punktmoment-Korrelationskoeffizient r gemeint. Der Spearmansche Rangkorrelationskoeffizient r_s kann auch als Maß für einen nichtlinearen Zusammenhang dienen.

8 (A) Die Vorzeichen der Regressionskoeffizienten bxy, b_{yx} und des Korrelationskoeffizienten r stimmen überein.

9 (B) Der Korrelationskoeffizient r ist ein Maß für die Streuung der Punkte um die Regressionsgeraden.
Bei einem Wert von $r = 1$ oder $r = -1$ ist die Streuung Null. Deshalb kann dieselbe Regressionsgerade zur Schätzung der y-Werte aus den x-Werten wie zur Schätzung der x-Werte aus den y-Werten verwendet werden, und beide Regressionsgeraden sind identisch.

Übungsaufgaben

10. Für die Punktwolke

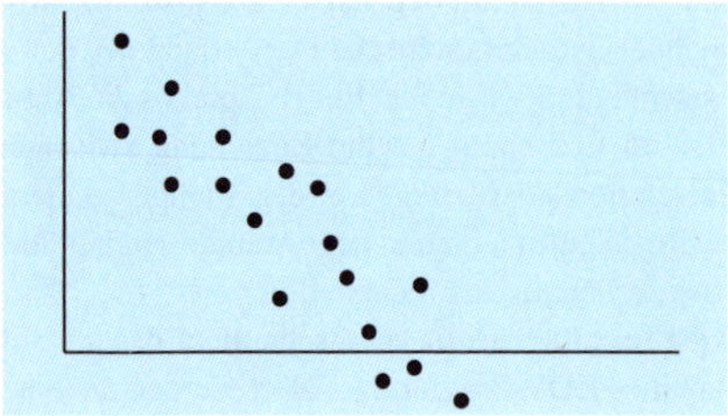

ist der empirische Korrelationskoeffizient negativ,

weil

in der abgebildeten Punktwolke negative y-Werte auftreten.

Antwort	Aussage 1	Aussage 2	Verknüpfung
A	richtig	richtig	richtig
B	richtig	richtig	falsch
C	richtig	falsch	–
D	falsch	richtig	–
E	falsch	falsch	–

11. In der abgebildeten Punktwolke

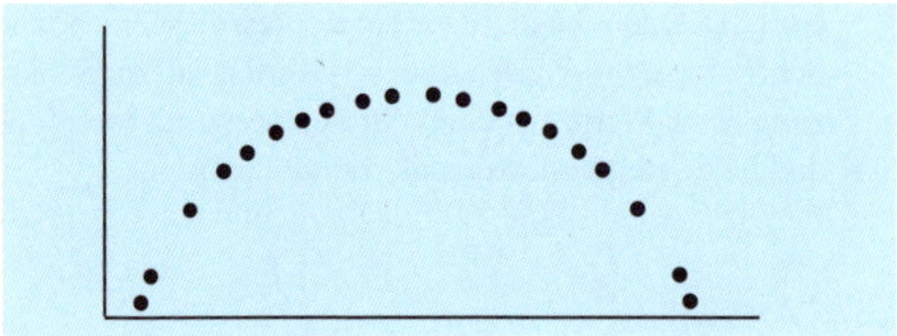

ist der empirische Korrelationskoeffizient gleich 0,

weil

in der abgebildeten Punktwolke kein Zusammenhang zwischen den Merkmalen X und Y besteht. (Antwortschema siehe Frage 10)

12. In der Regressionsgleichung $y = a + bx$, die aufgrund von Beobachtungspaaren der Zufallsvariablen X und Y aufgestellt wurde, bedeutet ein positiver Regressionskoeffizient, dass

(A) Y und X kausal abhängen
(B) Y und X voneinander stochastisch abhängen
(C) die bedingten Mittelwerte von Y mit wachsendem x ansteigen
(D) a positiv ist
(E) die Regressionsgerade oberhalb des gemeinsamen Mittelwertes $(\bar{x}, \bar{y})$ verläuft

13. Welches der folgenden Intervalle umfasst alle Zahlenwerte, die der Regressionskoeffizient b annehmen kann?

(A) $[-\infty, +\infty]$
(B) $[0, \infty]$
(C) $[0, 1]$
(D) $[-1, 1]$
(E) $[1, +\infty]$

14. Wann stimmt die Regressionsgerade von x auf y mit der Regressionsgeraden von y auf x überein?

(A) wenn der Korrelationskoeffizient 1 ist
(B) wenn der Korrelationskoeffizient zwischen 0 und 1 liegt
(C) wenn die Regressionsgerade durch den Nullpunkt geht
(D) wenn der Nullpunkt und der Schwerpunkt zusammentreffen
(E) wenn die Varianz gleich ist

15. Für den Korrelationskoeffizienten r bzw. den Regressionskoeffizienten b gilt stets:

(A) Die Regressionsgerade läuft parallel zur x-Achse, wenn $r^2 = 1$.
(B) b ist der Sinus des Winkels zwischen der Regressionsgeraden und der x-Achse.
(C) r ist der Tangens des Winkels zwischen den beiden Regressionsgeraden.
(D) $b = 1$ bedeutet, alle Punkte liegen auf einer Geraden.
(E) r und b haben das gleiche Vorzeichen.

16. In einem Korrelationsdiagramm (Punktwolke) mit linearer Regression gibt es zwei Regressionsgeraden. Wie unterscheiden sie sich? (Abszissenbezeichnung: X, Ordinatenbezeichnung: Y)

(1) Die flachere bedeutet die Schätzung der zu vorgegebenen x-Werten durchschnittlich gehörenden y-Werte.
(2) Die steilere bedeutet die Schätzung der zu vorgegebenen y-Werten durchschnittlich gehörenden x-Werte.
(3) Die steilere erhält man aus der flacheren, indem man deren Gleichung nach x auflöst.
(4) Die flachere hat als Richtungskoeffizienten den Regressionskoeffizienten, die steilere den Korrelationskoeffizienten.

(A) nur 1 ist richtig
(B) nur 3 ist richtig
(C) nur 1 und 2 sind richtig
(D) nur 1 und 4 sind richtig
(E) nur 3 und 4 sind richtig

17. Zum Nachweis eines Zusammenhanges zwischen Rauchen und Bronchialkrebs können die unter (A) - (E) angegebenen epidemiologischen Kriterien herangezogen werden.

Welches dieser Kriterien ist nur bedingt erfüllt?

(A) Konsistenz der Assoziation
(B) Stärke der Assoziation
(C) zeitliche Kohärenz
(D) Spezifität der Assoziation
(E) biologische Plausibilitär

18. Welche Aussage trifft **nicht** zu?

Kriterien, die in der Epidemiologie zur Prüfung auf einen möglichen kausalen Zusammenhang zwischen Erkrankung und vermuteter Noxe herangezogen werden, sind:

(A) zeitliche Kohärenz (zeitlicher Zusammenhang zwischen Exposition und Auftreten der Krankheit)
(B) Konsistenz der Assoziation (Reproduzierbarkeit des Ergebnisses, z.B. an anderen Populationen)
(C) Stärke der Assoziation (ausgedrückt z.B. als relatives Risiko)
(D) Reliabilität (Messgenauigkeit der Untersuchungsmethode)
(E) biologischer Gradient (Nachweis einer Dosis-Wirkungsbeziehung)

Lösung der Übungsaufgaben

10 (B) Beide Aussagen sind richtig, die Verknüpfung ist falsch.
Der Korrelationskoeffizient ist dann negativ, wenn mit steigenden x-Werten fallende y-Werte zu erwarten sind, d.h. wenn die Regressionsgeraden eine negative Steigung aufweisen.
Es treten negative y-Werte auf, aber das eine hat nichts mit dem anderen zu tun. Deshalb ist die Verknüpfung falsch.

11 (C) Die erste Aussage ist richtig, die zweite ist falsch. Der Korrelationskoeffizient ist Null, weil kein linearer Zusammenhang zwischen X und Y besteht. Es ist jedoch durchaus ein enger Zusammenhang zwischen X und Y anzunehmen, denn die Werte liegen ohne Streuung genau auf einem Kreisradius.

12 (C) Ein positiver Regressionskoeffizient bedeutet, dass die Gerade ansteigt. Beide Regressionsgeraden verlaufen stets durch den gemeinsamen Mittelpunkt (Schwerpunkt $\bar{x}, \bar{y}$).

13 (A) Der Regressionskoeffizient kann grundsätzlich alle Werte zwischen $-\infty$ und $+\infty$ annehmen.
Allerdings bedeutet ein Wert von $+\infty$, 0 oder $-\infty$, dass die x- und y-Werte unabhängig voneinander sind, d.h. dass eine Voraussage des x-Wertes aus dem y-Wert oder umgekehrt nicht möglich ist.

14 (A) Der Winkel zwischen beiden Regressionsgeraden ist umso kleiner, je stärker die Größen X und Y korreliert sind, d.h. je höher der Betrag des Korrelationskoeffizienten r ist. Wenn $r = +1$ oder wenn $r = -1$ ist, fallen beide Regressionsgeraden zusammen.

15 (E) Ein positiver Korrelationskoeffizient r bedeutet eine Zunahme der durchschnittlichen y-Werte bei wachsendem x, d.h. eine ansteigende Regressionsgerade.

Die umgekehrte Überlegung gilt für ein negatives r.

16 (C) Ohne Kenntnis des x-Wertes bzw. der Regressionsgeraden würde man den y-Wert stets als $\bar{y}$ schätzen. Die Kenntnis des x-Wertes bzw. der Regressionsgeraden von y auf x führt in der Regel zu einer etwas anderen Schätzung als $\bar{y}$. Deshalb verläuft die Regressionsgerade zur Schätzung von y relativ flach, damit sich die Schätzwerte bei einem gegebenen x-Wert nicht zu weit von $\bar{y}$ entfernen müssen. Diese Argumentation wird besonders plausibel, wenn die x- und y-Werte fast unabhängig voneinander sind.

Ähnliche Überlegungen gelten für die Regressionsgerade von x auf y zur Schätzung des x-Wertes. Diese Regressionsgerade verläuft deshalb relativ steil.

17 (D) Die Konsistenz der Assoziation wird dadurch deutlich, dass alle Untersuchungen zum Thema stets den Zusammenhang zwischen Rauchen und Brochialkarzinom erhärten, die Stärke der Assoziation wird dadurch deutlich, dass ein höherer Nikotinabusus eine höhere Erkrankungswahrscheinlichkeit zur Folge hat. Die zeitliche Kohärenz bedeutet, dass das Rauchen dem Krebs vorangegangen sein muss.
Die Spezifität ist nicht gegeben, weil Rauchen auch viele andere Erkrankungen auslöst (siehe Tab. 10.5 im Lehrbuch).
Die biologische Plausibilität ist gegeben, weil die zahlreichen Noxen im Tabakrauch in den Prozess der Zellteilung eingreifen und zur Entartung der Zellen führen können.

18 (D) Die Reliabilität biologischer Untersuchungsmethoden lässt wegen der u.a. genetisch bedingten Diversität der biologischen Untersuchungsobjekte oft zu wünschen übrig.

Übungsaufgaben

1. Um zu prüfen, in welcher Weise sich bei Beckenendlage der Geburtsverlauf vom Verlauf bei Normalgeburten unterscheidet, wird eine retrospektive Studie durchgeführt.
   Die Tatsache einer Beckenendlage ist dann

(A) Prüfgröße
(B) Einflussgröße
(C) Störgröße
(D) Zielgröße
(E) Identifikationsgröße

2. Es soll untersucht werden, ob eine Bestrahlung mit einer Gesamtdosis von 60 Gy bei unterschiedlichen malignen Tumoren zu einer unterschiedlichen Erhöhung der Lebenserwartung führt.
   Bei dieser Untersuchung ist das Merkmal „Art des malignen Tumors“ ein/eine

(A) Einflussgröße
(B) Identifikationsgröße
(C) Zielgröße
(D) Störgröße
(E) Confounder

3. In der Epidemiologie ist bei der Beurteilung eines Kausalzusammenhanges der Kriterienkatalog nach A. Bradford Hill (1965) hilfreich. Welches Kriterium dieses Katalogs hat hinsichtlich der Beurteilung der Frage, ob Rauchen in einem kausalen Zusammenhang mit Lungenkrebs steht, die geringste Aussagekraft?

(A) Dosis-Wirkungs-Beziehung
(B) Konsistenz
(C) Spezifität
(D) Stärke der Assoziation
(E) zeitlicher Zusammenhang

4. An welcher Stelle oder durch wen erfolgt die Verschlüsselung der durch den Arzt im Leichenschauschein angegebenen Todesursache nach der ICD?

(A) Arzt, der die Todesursache feststellt
(B) Verwaltung der Klinik, in der der Patient verstorben ist
(C) Standesamt
(D) Gesundheitsamt
(E) statistisches Landesamt

Lösung der Übungsaufgaben

1 (B) Das Ziel der Studie besteht darin, den Einfluss der Beckenendlage auf den Geburtsverlauf zu untersuchen. Man wird zu diesem Zweck Patientinnen mit Beckenendlage mit Patientinnen ohne Beckenendlage miteinander vergleichen.
Andere Faktoren, die ebenfalls Einfluss auf den Geburtsverlauf haben oder haben könnten, wie die Zahl der bisherigen Geburten, das Alter der Mutter, die Teilnahme an einem Geburtsvorbereitungskurs, der Kopfumfang des Kindes, das Geburtsgewicht des Kindes usw. können sich auf den Vergleich der Gruppen mit und ohne Beckenendlage störend auswirken. Sie heißen **Störgrößen**.
Die **Zielgröße** ist das Kriterium, an dem der Geburtsverlauf gemessen werden soll. Dies könnte die Geburtsdauer sein, es wären aber auch andere Zielgrößen denkbar, z. B. der Verbrauch an Schmerzmitteln, die Häufigkeit eines Kaiserschnitts oder von kindlicher Seite her der Apgar-Score.
Die **Identifikationsgröße** könnte der Name der Gebärenden sein, ggf. auch das Datum der Geburt in Kombination mit dem Namen der Hebamme o. Ä. Identifikationsgrößen müssen einerseits so eindeutig sein, dass keine Verwechslungen möglich sind, andererseits verlangt der Datenschutz eine Anonymisierung, sofern nicht mit Sicherheit ausgeschlossen werden kann, dass sich Unbefugte Zugriff auf die Daten verschaffen könnten.
Bei der statistischen Auswertung der Daten wird eine **Prüfgröße** errechnet. Dieser Wert wird mit einer Tabelle verglichen, um festzustellen, ob sich die Daten möglicherweise nur aufgrund zufallsbedingter Schwankungen ergeben haben könnten oder ob sie statistisch signifikant sind. Näheres wird im Kapitel 16 des Lehrbuchs besprochen.

2 (A) Wenn verschiedene Tumorarten miteinander verglichen werden, ist die Tumorart die untersuchte Einflussgröße.

3 (C) Die Spezifität würde bedeuten, dass Rauchen in erster Linie Lungenkrebs hervorruft. Dies ist jedoch nicht der Fall, denn Rauchen verursacht eine große Zahl diverser Erkrankungen, angefangen bei chronischer Bronchitis über Herz-Kreislauf-Erkrankungen bis hin zu diversen Malignomen wie Pankreas- oder Blasenkarzinomen.
Mit Konsistenz ist gemeint, dass der Zusammenhang zwischen Rauchen und Lungenkrebs in verschiedenen Untersuchungen immer wieder (in konsistenter Form) bestätigt wurde.
Mit der Stärke der Assoziation ist das Ausmaß der Dosis-Wirkungs-Beziehung gemeint.

4 (E) Die Verschlüsselung nach der ICD, der International Statistical Classification of Diseases and Related Health Problems, ist nicht einfach und erfordert eine gewisse Expertise.

Übungsaufgaben

12.1 Grundbegriffe der Versuchsplanung

1. Der beste Zeitpunkt für die Einschaltung statistischer Methoden bei medizinischen wissenschaftlichen Untersuchungen liegt im Allgemeinen

(A) vor Beginn der Versuche (vor Sammlung der Daten)
(B) unmittelbar nach Abschluss der Datensammlung
(C) nachdem sich herausgestellt hat, dass gewisse auffällige Ergebnisse noch mit statistischen Methoden abgeklärt werden müssen
(D) nach der Interpretation der Versuchsergebnisse
(E) wenn Unterschiede in den Daten mit anderen Methoden nicht mehr zu erkennen sind

2. Um zu prüfen, in welcher Weise sich bei Beckenendlage der Geburtsverlauf vom Verlauf bei Normalgeburten unterscheidet, wird eine retrospektive Studie durchgeführt. Die Tatsache einer Beckenendlage ist dann

(A) Prüfgröße
(B) Einflussgröße
(C) Störgröße
(D) Zielgröße
(E) Identifikationsgröße

3. In einem klinischen Versuch soll die durchschnittliche Gewichtsabnahme nach 14-tägiger Behandlung mit einem Schlankheitsmittel bestimmt werden.

Die Beobachtungseinheit(en) in diesem Versuch ist (sind)

(A) das Schlankheitsmittel
(B) die behandelten Patienten
(C) die behandelnden Ärzte
(D) die Grundgesamtheit, aus der die behandelten Patienten stammen
(E) die Grundgesamtheit, aus der die behandelnden Ärzte stammen

4. Bei der Prüfung eines Medikaments gegen Hypertonie werden als Versuchsgruppe die Teilnehmer einer Voruntersuchung ausgewählt, bei denen ein diastolischer Blutdruck von mehr als 100 mmHg gemessen wird. Bei dem 14 Tage späteren Beginn der Prüfung werden diese Patienten nochmals untersucht.

Es ist zu erwarten, dass der Mittelwert des diastolischen Blutdrucks dieser Patienten bei der zweiten Untersuchung kleiner ist als ihr Mittelwert bei der Voruntersuchung,

weil

als Versuchspersonen auch Personen ausgewählt wurden, deren diastolischer Blutdruck bei der ersten Untersuchung 100 mmHg nur zufällig nach oben überschrit

Antwort	Aussage 1	Aussage 2	Verknüpfung
A	richtig	richtig	richtig
B	richtig	richtig	falsch
C	richtig	falsch	–
D	falsch	richtig	–
E	falsch	falsch	–

5. Strukturgleichheit

(A) ist in der Versuchsplanung die Forderung, dass alle benutzten statistischen Kenngrößen die mathematisch gleiche Struktur haben
(B) ist immer auch die Beobachtungsgleichheit
(C) ist die Gleichheit der Versuchs- und Beobachtungsbedingungen
(D) kann durch eine streng zufällige Auswahl der Probanden in der Regel nicht erreicht werden
(E) ist die Übereinstimmung der Verteilungen wichtiger Einflussgrößen in den zu vergleichenden Gruppen

6. Für verschiedene Erkrankungen ist ein Zusammenhang mit dem Rauchen statistisch belegt.
In welchem der nachstehenden Fälle beruht dieser Zusammenhang auf Confounding?

(A) chronische Bronchitis
(B) Harnblasenkrebs
(C) koronare Herzkrankheit
(D) Leberzirrhose
(E) Nierenkrebs

7. In einer Inneren Klinik (*A*) sind 3 % aller Patienten männliche Infarktkranke, in einer anderen Klinik (*B*) 10 %. Als Ursache wurden folgende Möglichkeiten in Betracht gezogen:

(1) mehr Männer im Einzugsgebiet der Klinik *B*
(2) mehr Ältere im Einzugsgebiet der Klinik *B*
(3) mehr Infarkte im Einzugsgebiet der Klinik *B*
(4) bessere Erkennung der Infarkte in Klinik *B*
(5) frühere Einlieferung der Infarkte in Klinik *B*

Welche Ursachen können an der Differenzierung beteiligt sein?

(A) nur 3
(B) nur 1 und 3
(C) nur 1, 2 und 3
(D) nur 2, 4 und 5
(E) 1–5 = alle

8. Welche Aussage trifft zu?
Bei der Versuchsplanung versteht man unter der Grundgesamtheit

(A) die Menge der möglichen Zielgrößen
(B) das Ergebnis einer zufälligen Stichprobe
(C) die Menge der Beobachtungseinheiten, über die eine Aussage gemacht werden soll
(D) die Menge der möglichen Einflussgrößen
(E) Keine der Aussagen ist richtig.

9. Welche Aussage trifft zu?
Bei der Versuchsplanung versteht man unter der Stichprobe die Menge der Beobachtungseinheiten,

(A) über die eine Aussage gemacht werden soll
(B) die untersucht werden soll
(C) auf die die zu prüfende Hypothese zutrifft
(D) die bezüglich der interessierenden Einflussgrößen extrem verschieden sind
(E) Keine der Aussagen (A) bis (D) trifft zu.

10. Aus der Bevölkerung einer deutschen Großstadt wird mit Hilfe von Zufallszahlen eine zufällige Stichprobe vom Umfang *n* gezogen. Welche der folgenden Teilstichproben ist **keine** zufällige Stichprobe aus dieser Bevölkerung?

(A) die Teilstichprobe der ersten 10 Personen
(B) die erste Hälfte der Stichprobe
(C) die aus jeder zweiten Person bestehende Teilstichprobe
(D) die Teilstichprobe, die man erhält, wenn die Ziehung dann abgebrochen wird, wenn die Anzahl der Männer die Anzahl der Frauen überschreitet
(E) eine zufällige Teilstichprobe vom Umfang (n/2)

Lösung der Übungsaufgaben

1 (A) Die Beratung durch einen Statistiker vor Beginn der Untersuchung führt häufig dazu, dass durch eine geringe Modifikation des Versuchsplans die Aussagekraft der Ergebnisse erheblich gesteigert werden kann. International Statistical Classification of Diseases and Related Health Problems.

2 (B) Es wird der Einfluss der Beckenendlage auf den Geburtsverlauf untersucht. Der Geburtsverlauf ist die Zielgröße. Störgrößen sind alle weiteren Faktoren, die den Geburtsverlauf beeinflussen. Identifikationsgröße ist der Name der Patienten. Die Prüfgröße ist ein Zahlenwert, der bei der Durchführung eines statistischen Testverfahrens errechnet wird.

3 (B) Beobachtungseinheit oder Merkmalsträger sind die Patienten, die Ärzte sind als Untersucher oder – falls sie durch zusätzliche therapeutische Maßnahmen den Gewichtsverlauf beeinflussen – als Einfluss- oder sogar Störgrößen anzusehen. Das Schlankheitsmittel ist eine Einflussgröße.

4 (D) Die erste Aussage ist falsch, die zweite ist richtig. Der Blutdruck unterliegt vielen Einflüssen und schwankt von Tag zu Tag und auch von Stunde zu Stunde. Deshalb ist zu erwarten, dass es auch einige Probanden gibt, die bei der Voruntersuchung einen niedrigeren Wert hatten als bei der Aufnahmeuntersuchung. Diese Probanden würden den in Aussage 2 beschriebenen Effekt zumindest deutlich reduzieren, vielleicht wettmachen oder sogar ins Gegenteil verkehren.

5 (E) Die streng zufällige Auswahl der Probanden, die randomisierte Zuteilung, ist die sicherste Methode, Strukturgleichheit zu erreichen. Allerdings kann bei kleinen Stichproben die zufallsbedingte Streuung trotz Randomisierung zu einer ungleichen Verteilung von wichtigen Einfluss- und Störgrößen führen.

6 (D) Die Erkrankungen (A), (B) und (C) sowie (E) werden durch die mit dem Rauch eingeatmeten Noxen hervorgerufen, die Leberzirrhose jedoch unter anderem durch übermäßigen Alkoholkonsum. Sie hat also primär nichts mit dem Rauchen zu tun. Allerdings ist bekannt, dass starke Raucher auch gerne im Übermaß zur Flasche greifen. Deshalb leiden starke Raucher auch vermehrt unter den Folgen eines übermäßigen Alkoholkonsums.

7 (E) Der Grund 3 könnte Folge von 1 und 2 sein.

8 (C) Wenn nicht die gesamte Grundgesamtheit untersucht werden kann, beschränkt man sich meistens auf eine Stichprobe, die allerdings repräsentativ für die Grundgesamtheit sein muss.

9 (B) Zur Erläuterung siehe Aufgabe 8.

10 (D) Bei Vorgehen D entsteht ein systematischer Fehler, der dazu führt, dass in der Stichprobe die Geschlechter im Verhältnis 1:1 verteilt sind, obwohl in der Grundgesamtheit meistens ein ungleiches Verhältnis Männer/Frauen vorliegt.

Übungsaufgaben

11. Aus der Menge der in einer Klinik wegen Diabetes mellitus behandelten Patienten („Diabetiker") wird eine zufällige Stichprobe gezogen.

Ordnen Sie den Teilstichproben die Grundgesamtheit zu, aus der die Teilstichprobe eine zufällige Stichprobe ist.

Teilstichprobe

(1) weibliche Diabetiker in der Stichprobe
(2) Stichprobenelement Nr. 1 bis 100 in der Reihenfolge der Ziehung
(3) weibliche Diabetiker mit erstmaliger Behandlung

Grundgesamtheit

(a) Diabetiker
(b) weibliche Diabetiker

(A) 1–a, 2–a, 3–a
(B) 1–a, 2–a, 3–b
(C) 1–b, 2–a
(D) 1–b, 2–a, 3–a
(E) 1–b, 2–a, 3–b

12. Der Einfluss verschiedener Therapien auf die Zielgröße „Überlebensdauer" soll untersucht werden. Bei der Erstellung des Versuchsplanes werden die Patienten (Beobachtungseinheiten) in Blöcken zusammengefasst. Dieses Zusammenfassen in Blöcke ist zweckmäßig, weil

(A) der systematische Fehler ausgeschaltet wird
(B) der zufällige Fehler reduziert wird
(C) dann die Therapie kein Faktor sein muss
(D) der Versuchsablauf einfacher wird
(E) dadurch der Einfluss im Modell nicht erfasster Störgrößen auf die Faktoren ausgeschaltet wird

13. Warum soll bei einem Experiment die Versuchsanordnung in Blöcke aufgeteilt werden?

(1) um den systematischen Fehler auszuschalten
(2) um den Zufallsfehler zu verkleinern
(3) um übersichtliche Gruppen zu haben

(A) nur 2 und 3 sind richtig
(B) nur 1 ist richtig
(C) alle Aussagen sind richtig
(D) alle Aussagen sind falsch
(E) nur 1 und 3 sind richtig

14. Bei der Versuchsplanung versteht man unter Blockbildung

(A) eine Methode zur Reduktion des zufälligen Fehlers
(B) die Zusammenfassung von Teilversuchen zu Mehrfachtests
(C) die Zusammenfassung von Einflussgrößen zu Zielgrößen
(D) die gleichzeitige Durchführung mehrerer Tests
(E) Keine der Aussagen A bis D trifft zu.

15. Welche Aussage trifft **nicht** zu? Bei prospektiven Untersuchungen

(A) geht man häufig von einem Kollektiv gesunder Personen aus
(B) besteht meist die Notwendigkeit, die Untersuchungsgruppen längere Zeit zu beobachten
(C) ist man nicht so sehr auf das Erinnerungsvermögen der Patienten angewiesen wie bei retrospektiven Untersuchungen
(D) können evtl. Auswahlfehler durch statistische Tests besser ausgeglichen werden als bei retrospektiven Untersuchungen
(E) kommt der Aussagewert der Methode dem des Experiments ziemlich nahe

16. Welche Aussage trifft **nicht** zu? Bei prospektiven Untersuchungen

(A) geht man häufig von einem Kollektiv gesunder Personen aus
(B) besteht meist die Notwendigkeit, die Untersuchungsgruppen längere Zeit zu beobachten
(C) ist man nicht so sehr auf das Erinnerungsvermögen der Patienten angewiesen wie bei retrospektiven Untersuchungen
(D) braucht die Beobachtung nicht so weitgehend standardisiert zu sein wie bei retrospektiven Untersuchungen
(E) ist die Ausgangspopulation meist eine Stichprobe von exponierten und nichtexponierten Personen

17. Bei einer Erhebung kann der Untersucher alle Störgrößen

(A) konstant halten
(B) modifizieren
(C) ausschalten
(D) verifizieren
(E) Keine der Aussagen trifft zu.

18. Zu den Nachteilen retrospektiver Untersuchungen gehören:

(1) in der Regel höhere Kosten als bei prospektiven Untersuchungen
(2) Verfälschung der Ereignisse durch unterschiedliches Erinnerungsvermögen
(3) lange Beobachtungszeit
(4) Überbewertung unbedeutender Ereignisse aus Kausalitätsbedürfnis

(A) nur 1 und 3 sind richtig
(B) nur 2 und 4 sind richtig
(C) nur 1, 2 und 3 sind richtig
(D) nur 1, 2 und 4 sind richtig
(E) nur 2, 3 und 4 sind richtig

19. Bei Fall-Kontroll-Studien

(A) werden die Fälle durch prospektive Beobachtung besonders gut kontrolliert
(B) ist wegen der durchgeführten Randomisierung eine genauso sichere Aussage möglich wie bei kontrollierten klinischen Studien
(C) geht man von einer Gruppe von Fällen aus und sucht sich dazu die passenden Kontrollen
(D) ist ein Bias durch Selektion wegen der Art der Gewinnung der Fälle und Kontrollen nicht zu erwarten
(E) Keine der Aussagen trifft zu.

20. Die Prüfung eines neuen Arzneimittels auf Teratogenität erfolgt vorwiegend in

(A) präklinischen Studien
(B) Phase-I-Studien
(C) Phase-II-Studien
(D) Phase-III-Studien
(E) Phase-IV-Studien

Lösung der Übungsaufgaben

11 (C) Die zufällig gezogene Teilstichprobe „weibliche Diabetiker in der Stichprobe" kann nicht als zufällige Stichprobe aller Diabetiker sondern nur als zufällige Stichprobe aller weiblichen Diabetiker angesehen werden. Deshalb trifft 1–b zu.

Bei (2) kann man davon ausgehen, dass es sich um eine zufällige Stichprobe handelt.

Die Teilstichprobe „weibliche Diabetiker mit erstmaliger Behandlung" kann weder als zufällige Stichprobe aller Diabetiker noch als zufällige Stichprobe aller weiblichen Diabetiker angesehen werden, denn durch das Zusatzkriterium „mit erstmaliger Behandlung" liegt eine systematische Verzerrung vor. Diese Patienten leiden noch nicht so lange an der Erkrankung und sind andererseits vermutlich auch noch nicht optimal eingestellt.

12 (B) Der zufällige Fehler könnte darin bestehen, dass Patienten mit günstiger Prognose hauptsächlich mit Therapie *A* und Patienten mit ungünstiger Prognose hauptsächlich mit Therapie *B* behandelt werden. Es können die Blöcke „günstige Prognose" und „ungünstige Prognose" gebildet und jeweils getrennt zur Hälfte auf Therapie *A* und Therapie *B* verteilt werden. Die Verringerung des zufälligen Fehlers kommt also dadurch zustande, dass die Strukturgleichheit der verglichenen Therapiegruppen erhöht wird.

13 (A) Ein weiterer Vorteil der Blockbildung liegt darin, dass das Untersuchungsgut in übersichtliche Gruppen aufgeteilt wird. Ein systematischer Fehler (beispielsweise durch eine falsche Messmethode) kann durch die Blockbildung nicht vermindert und schon gar nicht ausgeschaltet werden.

14 (A) Durch die Blockbildung wird eine bessere Strukturgleichheit der Vergleichsgruppen erreicht. Normalerweise führt der zufällige Fehler zu einer ungleichen Verteilung wichtiger Einfluss- und Störgrößen auf die Vergleichsgruppen.

15 (D) Es ist immer problematisch, Fehler in der Versuchsanlage durch statistische Methoden korrigieren zu wollen. Auf jeden Fall lassen sich Auswahlfehler bei der Zusammenstellung der Vergleichsgruppen in prospektiven Studien nicht leichter als in retrospektiven Studien ausgleichen.

16 (D) Selbstverständlich muss auch in prospektiven Studien die Beobachtung standardisiert werden (Struktur- und Beobachtungsgleichheit der Gruppen).

17 (E) Der Untersucher kann nicht modifizierend eingreifen.

18 (B) (2) wird sicherlich zumindest teilweise durch (4) verursacht.

19 (C) (s. S. 147 f. im Lehrbuch)

20 (A) Der Begriff Teratogenität kommt aus dem Griechischen und heißt soviel wie „Erzeugung eines Ungeheuers". Es geht also um Fehlbildungen, die während der Embryonalzeit entstehen. Das prominesteste Beispiel hierfür ist der Contergan-Skandal, als es nach Einnahme eines vermeintlich sehr gut verträglichen Schlafmittels, welches auch Schwangeren ausdrücklich empfohlen worden war, vermehrt zu Fehlbildungen gekommen war. Contergan war von 1957 bis 1961 auf dem Markt und hat weltweit zur Schädigung von etwa 5000 bis 10 000 Menschen geführt.
Weil die klinischen Studien in der Phase I bis IV an Menschen durchgeführt werden, lässt sich der Test auf Teratogenität nur in präklinischen Studien an Versuchstieren durchführen. Das Problem besteht jedoch darin, dass Tiere oft wesentlich weniger empfindlich auf eine mögliche teratogene Wirkung reagieren als Menschen. So ist es auch beim Contergan, wo die Empfindlichkeit der üblichen Versuchstiere etwa um den Faktor 100 niedriger liegt als beim Menschen (Maus 60-fach, Hamster 700-fach). Aus diesem Grunde ist es kaum möglich, bei neuen Substanzen mit Sicherheit auszuschließen, dass sie beim Menschen teratogen wirken.

Übungsaufgaben

21. Eine Phase-IV-Studie in der Arzneimittelprüfung dient vor allem der Gewinnung von Erkenntnissen über

(A) die Pharmakokinetik
(B) die Pharmakodynamik
(C) die Dosisfindung
(D) die Wirksamkeit
(E) unerwünschte Wirkungen

22. Phase-I-Studien in der Arzneimittelforschung

(A) prüfen die Wirksamkeit eines Medikamentes bei verschiedenen Erkrankungen
(B) prüfen die Pharmakokinetik eines Medikamentes bei gesunden Probanden
(C) ermitteln die effektive Dosierung eines Medikamentes bei Patienten
(D) sind meist doppelblinde Studien
(E) sind meist Placebo-kontrolliert

23. Welche Aussage zu kontrollierten klinischen Studien im Rahmen von Phase-III-Studien in der Arzneimittelprüfung trifft **nicht** zu?

(A) Sie sind häufig doppelblind
(B) Sie sind randomisiert
(C) Kontrollgruppen sind häufig Gesunde
(D) Sie dienen der Ermittlung der Wirksamkeit des Medikaments
(E) Sie dienen der Prüfung der Verträglichkeit des Medikaments.

24. Ein einfacher Blindversuch wird durchgeführt, um

(A) Strukturgleichheit zu erreichen
(B) Beobachtungsgleichheit zu erreichen
(C) den Datenschutz zu garantieren
(D) beim Patienten Autosuggestion zu vermeiden
(E) den Therapieerfolg zu kontrollieren

25. Welche Aussage über doppelblinde Therapiestudien trifft **nicht** zu?

(A) Es werden mindestens zwei Behandlungen verglichen.
(B) Dem einzelnen Patienten ist unbekannt, welche Behandlung er erhält.
(C) Dem Patienten muss unbekannt bleiben, dass er eine Placebotherapie erhalten kann.
(D) Dem Studienleiter ist bekannt, welche Behandlung der einzelne Patient erhält.
(E) Dem behandelnden Arzt ist unbekannt, welche Behandlung der einzelne Patient erhält.

26. Welche Maßnahme dient nicht zur Erreichung von Strukturgleichheit in kontrollierten klinischen Therapiestudien?

(A) Randomisierung
(B) Blockbildung
(C) Verblindung
(D) Schichtung nach Alter und Geschlecht
(E) Schichtung nach Krankheitsstadien

27. Bei der Beurteilung der Wirkung von Früherkennungsuntersuchungen bei Krebserkrankungen in der Gesamtbevölkerung ist das Phänomen des Lead-Time-Bias zu beachten.
Darunter versteht man:

(A) falsche Beurteilung von Ursache-Wirkungs-Zusammenhängen infolge fehlender Separierung von Effekten
(B) Fehler bei der Auswahl der zu untersuchenden Personen
(C) Fehler bei der Zuordnung von Personen zu unterschiedlichen Untersuchungsgruppen
(D) scheinbare Verlängerung der Überlebenszeit infolge Vorverlagerung des Diagnosezeitpunkts
(E) Verzerrung, die dadurch zustande kommt, dass die präklinische Phase bei schnellen Krankheitsverläufen kürzer ist

28. Der Einsatz von Röntgenuntersuchungen als Methode der Früherkennung bei Lungenkrebs galt zunächst als erfolgreich, da die Überlebenszeit von Personen, bei denen ein Malignom entdeckt wurde, verlängert war gegenüber solchen Patienten, die mit klinisch relevanten Symptomen zur Behandlung kamen. Die Methode wurde aber nicht allgemein eingeführt, weil sie nicht zu einer Senkung der Mortalität an Lungenkrebs führte. In der Epidemiologie gilt die in dieser Untersuchung aufgetretene Fehlerquelle als Beispiel für

(A) Lead-Time-Bias
(B) Confounder
(C) Fehler 1. Ordnung
(D) Fehler 2. Ordnung
(E) negative Prädiktion

Lösung der Übungsaufgaben

21 (E) Nebenwirkungen sind in der Regel eher seltene Ereignisse. Daraus folgt, dass man sie nur dann nachweisen kann, wenn eine größere Zahl von Patienten bzw. Probanden behandelt wird. Dies ist erst nach der Zulassung möglich.
In **Phase I** wird an einigen Dutzend gesunden Probanden die Pharmakokinetik untersucht.
In der **Phase II** wird in mehreren kleineren Studien mit vielleicht jeweils 20 (häufig austherapierten) Patienten die Wirkung bei verschiedenen Indikationen geprüft.
Die Erfolg versprechendsten Indikationen werden in randomisierten **Phase-III**-Studien mit den aktuellen Standard-Therapien verglichen. Es geht hierbei meistens um einige Hundert, maximal einige Tausend Patienten.
Sollten die Ergebnisse der Phase-III-Studien positiv ausgefallen sein, erfolgt die **Zulassung**.
Studien nach erfolgter Zulassung werden als **Phase IV** bezeichnet und dienen vor allem dazu, auch seltene Nebenwirkungen zu erkennen, sowie dazu, Indikationen und Kontraindikationen genauer festzulegen, als dies auf der Grundlage der relativ kleinen Phase-III-Studien möglich war. Für den Hersteller bieten Phase-IV-Studien die Möglichkeit, die Substanzen in der Ärzteschaft bekannter zu machen. Die Phase-IV-Studien erfordern eine genaue Dokumentation, die auch aus Marketinggründen großzügig vergütet wird. Phase IV wird üblicherweise in Praxen durchgeführt, Phase III in großen Kliniken und Phase II in spezialisierten Zentren.

22 (B) Siehe Frage 21.

23 (C) Siehe Frage 21.

24 (D) Bei einem einfachen Blindversuch ist nur der Patient im Unklaren darüber, welche Therapie bei ihm zum Einsatz kommt. Damit wird die Autosuggestion vermieden. Dieses Vorgehen ist immer dann sinnvoll, wenn keine objektiven Zielkriterien zur Verfügung stehen und subjektive Angaben des Patienten als Zielgrößen dienen.

25 (C) Schon aus juristischen Gründen darf man den Patienten nicht falsch informieren. Wenn im Studienprotokoll ein Vergleich gegen Placebo vorgesehen ist, muss der Patient dies wissen. Andernfalls würde seine Zustimmung zur Teilnahme an der Studie auf falschen Voraussetzungen beruhen und damit unwirksam sein.
Nicht jede Doppelblindstudie verwendet ein Placebo. Oft wird Verum gegen Verum getestet, also Therapie A gegen Therapie B. Eine Doppelblindstudie wird vor allem dann eingesetzt, wenn die Beurteilung des Therapieerfolges durch den Arzt subjektiver Natur ist. Das ist durchaus häufig der Fall, denn der gesamte Bereich der Lebensqualität, der Leistungsfähigkeit und des Schmerzempfindens entzieht sich oft objektiven Kriterien, vor allem, wenn die zu erwartenden Unterschiede nur gering sind.

26 (C) Bei der Verblindung geht es um die Beobachtungsgleichheit.

27 (D) Den Lead-Time-Bias würde man im Deutschen wahrscheinlich als Vorlaufzeit-Fehler bezeichnen. Die Früherkennungsmaßnahme führt zunächst dazu, dass die Erkrankung einige Monate früher diagnostiziert wird, als wenn der Patient erst dann zum Arzt geht, wenn er Symptome spürt. Das ist die Vorlaufzeit, um die die Überlebensdauer auf jeden Fall verlängert wird.

In der Regel ist eine maligne Erkrankung in einem frühen Stadium wesentlich besser therapierbar als zu einem späteren Zeitpunkt, wenn Organgrenzen bereits überschritten worden sind und oft auch eine Metastasierung eingesetzt hat. Hieraus ergibt sich eine verlängerte Überlebenszeit. Zu dieser tatsächlichen Verlängerung der Überlebenszeit addiert sich die oben definierte Vorlaufzeit, die Lead-Time.

Weil die Lead-Time keine tatsächliche Verlängerung der Überlebenszeit bedeutet, sondern nur einer Vorverlagerung des Diagnosezeitpunkts geschuldet ist, spricht man vom Lead-Time-Bias.

28 (A) Hier gilt dieselbe Erläuterung wie bei der letzten Aufgabe.

Die Begründung für die Abschaffung der Screeningmethode war, dass die Mortalität auf lange Sicht nicht abgefallen sei. Die Mortalität kann nur dann abfallen, wenn eine Heilung möglich ist oder zumindest eine Lebensverlängerung, die ausreichend ist, dass die Patienten zwischenzeitlich an anderen Erkrankungen sterben. In der Regel ist bei aggressiven Tumoren bereits mit einer Verlängerung der Überlebenszeit schon viel erreicht. Bei aggressiven Tumoren ist die Letalität fast 100 % und die Mortalität entspricht der Inzidenz der Erkrankung.

Bei Vorsorgeuntersuchungen spielt immer das Problem der falsch positiv Getesteten eine große Rolle, weil dies mit erheblichen Kosten und mit einer großen Verunsicherung der Betroffenen verbunden ist.

Übungsaufgaben

29. Kohortenstudien werden durchgeführt

(1) im Rahmen der Risikofaktorenforschung
(2) zur Feststellung von Arzneimittelnebenwirkungen
(3) zur Arzneimittelprüfung in der Phase I

(A) nur 1 ist richtig
(B) nur 2 ist richtig
(C) nur 3 ist richtig
(D) nur 1 und 2 sind richtig
(E) 1-3 = alle sind richtig

30. Phase-IV-Studien in der Arzneimittelprüfung

(1) dienen der Quantifizierung unerwünschter Arzneimittelwirkungen
(2) umfassen meist größere Patientenkollektive
(3) müssen in der Regel als Doppelblind-Studien durchgeführt werden
(4) sind im Arzneimittelgesetz für die Zulassung von Medikamenten vorgeschrieben

(A) nur 1 und 2 sind richtig
(B) nur 1 und 4 sind richtig
(C) nur 2 und 3 sind richtig
(D) nur 2 und 4 sind richtig
(E) nur 3 und 4 sind richtig

31. Die Hypothese „die Behandlung des lumbalen Bandscheibenvorfalls mit Chymopapain ist wirksamer als eine Laminektomie“ (vorgegebene Irrtumswahrscheinlichkeit 0,05) lässt sich am besten prüfen mit einer

(A) Querschnittserhebung
(B) kontrollierten klinischen Therapiestudie
(C) retrospektiven Studie
(D) Doppelblindstudie
(E) Felduntersuchung (Screening)

32. Welche Aussage trifft **nicht** zu?

Bei einer kontrollierten klinischen Therapiestudie

(A) muss die zu klärende Fragestellung klar definiert werden.
(B) müssen Ein- und Ausschlusskriterien klar definiert werden.
(C) muss ein Studienprotokoll vor Beginn der Studie aufgestellt werden.
(D) müssen die Zielkriterien definiert sein.
(E) muss stets eine sequentielle Auswertungsstrategie verwendet werden.

33. Welche sind die Ziele einer Pilotstudie (Vorstudie) zur Vorbereitung einer klinischen Großstudie?

(1) Gewinnung von Zahlen zur Abschätzung des notwendigen Untersuchungsumfangs der Hauptstudie
(2) erste Schätzung der Streuungsmaße der Zielkriterien
(3) Prüfung der Voraussetzungen für ein adäquates statistisches Auswertungsmodell für die Hauptstudie
(4) erste Abschätzung von Einflussgrößen wie z.B. Alter, Geschlecht, chronische Begleitkrankheiten

(A) nur 1 ist richtig
(B) nur 4 ist richtig
(C) nur 2 und 4 sind richtig
(D) nur 3 und 4 sind richtig
(E) 1-4 = alle sind richtig

34. In einer Fall-Kontroll-Studie soll untersucht werden, ob Östrogentherapie zum Auftreten von Zervixkarzinomen nach der Menopause beiträgt. Zur Durchführung einer solchen Studie ist die Erhebung verschiedener Variablen notwendig, um einen Risikofaktor nachweisen zu können.

Abhängige Variable ist

(A) das Alter der Patienten
(B) das Alter der Kontrollen
(C) das Auftreten von Zervixkarzinomen
(D) die Östrogentherapie durch den Arzt
(E) der Zeitpunkt des Auftretens der Menopause

Lösung der Übungsaufgaben

29 (D) Der Ausgangspunkt von Kohortenstudien ist eine meist größere Gruppe (Kohorte) von gesunden Probanden, die einem speziellen Risiko ausgesetzt sind, sei es einer Noxe z. B. im Arbeitsleben oder einem neuen (aber bereits zugelassenen) Medikament.
Die Beobachtungsdauer beträgt häufig Jahre, manchmal Jahrzehnte. Typisches Beispiel einer Kohortenstudie ist die Untersuchung von Doll und Hill an britischen Ärzten und deren Rauchgewohnheiten.

30 (A) Bei Phase-IV-Studien geht es um bereits zugelassene Medikamente. Seltene Nebenwirkungen, die vielleicht nur bei jedem 1000sten oder 10.000sten Patienten auftreten, kann man nur auf diese Weise erfassen, denn in den Phase-I- bis III-Studien, die der Zulassung vorausgegangen sind, haben in der Regel nur wenige hundert Patienten das Medikament erhalten.

31 (B) Hier ist eine Randomisierung erforderlich, um die notwendige Strukturgleichheit zwischen den Therapiegruppen zu gewährleisten.
Eine Verblindung ist nicht erforderlich, weil die Beschwerden massiv sind.

32 (E) Eine sequentielle Auswertungsstrategie ist nur sinnvoll, wenn sich die benötigte Fallzahl nicht im Vorwege abschätzen lässt. Man lässt sich dann von den ersten Ergebnissen "überraschen", und entscheidet anhand der bereits vorliegenden Ergebnisse in kurzen Abständen, ob es sinnvoll ist, die Studie fortzusetzen. Solche Studien sind sinnvoll, wenn Neuland betreten wird. Dies ist jedoch bei den meisten Therapiestudien nicht der Fall. Außerdem wird bei den meisten Therapiestudien um relativ geringe Verbesserungen der therapeutischen Effizienz gerungen, die zur Verifizierung größere Fallzahlen benötigen.

33 (E) Eine Randomisierte Klinische Studie (Randomised Clinical Trial, RCT) ist eine teure und oft langwierige Angelegenheit, deren Ergebnisse in der Fachwelt oft mit großen Erwartungen erwartet werden, und die dann – wenn sie eindeutig sind – die Behandlung von Tausenden, vielleicht Millionen, Patienten verändern.

Damit eine Klinische Studie erfolgreich und aussagekräftig zuende geführt werden kann, muss eine Reihe von Voraussetzungen stimmen, angefangen von der medizinischen Machbarkeit, was das Therapieregieme und die damit verbundenen Nebenwirkungen anbelangt, bis hin zur statistischen Auswertung. Beispielsweise leiden viele Studien daran, dass der Betafehler zu groß ist, bzw. die sog. Power (= 1 – β) zu klein ist. Aus diesem Grunde ist es sinnvoll, die notwendigen Voraussetzungen vorab in einer Pilotstudie zu testen und nach den gemachten Erfahrungen das Konzept der eigentlichen Studie zu modifizieren.

34 (C) Die sog. unabhängige Variable ist eine Größe, die der Arzt oder der Studienleiter modifizieren kann, die abhängige Variable ist das Ergebnis, das sich daraus dann ergibt.

Übungsaufgaben

1. Zum Vergleich der Wirksamkeit zweier Medikamente bei einer bestimmten Krankheit *K* wird der folgende Versuch geplant:
Aus einer Grundgesamtheit wird eine gerade Anzahl *n* von Patienten mit der Krankheit *K* zufällig ausgewählt und in *n*/2 Paare eingeteilt, so dass die Patienten eines Paares möglichst „ähnlich“ bezüglich wichtiger Einflussgrößen sind. Den Patienten jedes Paares werden die beiden Medikamente zufällig zugeteilt.

(1) Es handelt sich um eine kontrollierte klinische Studie.
(2) Es handelt sich um einen Blockversuch.
(3) Ein solcher Versuch ist nicht sinnvoll, weil die „Ähnlichkeit“ nicht messbar ist.
(4) Es handelt sich um eine retrospektive Studie, weil erst nach der Blockbildung die Therapie zugeteilt wurde.

(A) nur 1 ist richtig
(B) nur 1 und 2 sind richtig
(C) nur 3 und 4 sind richtig
(D) nur 1, 2 und 4 sind richtig
(E) nur 2, 3 und 4 sind richtig.

2. Von 119 Leberkranken einer klinischen Studie werden 59 während 4 Wochen, 41 während 8 Wochen, 19 während 12 Wochen mit dem Präparat V behandelt. Vor Beginn und nach Abschluss der Behandlung lassen die Prüfer bei jedem Leberkranken die SGOT bestimmen.
Welcher Test kann bei diesen Daten nachweisen, dass V bei Leberkranken wirksam ist?

(A) Wilcoxon-Paar-Test
(B) Rangsummentest mit den Differenzen zum Aussagewert
(C) Vorzeichentest
(D) χ^2-Test
(E) kein Test, weil die Vergleichsgruppe fehlt

3. Im klinischen Versuch soll eine Entscheidung zwischen einer neuen Therapie *N* und einer Standardtherapie *S* gefällt werden; welches Vorgehen ist korrekt?

(A) Man behandelt im gleichen Zeitraum nach *N* und *S* und teilt die Patienten den Verfahren streng zufällig zu. Beim Auftreten von Übelkeit unter der neuen Therapie erhält der betreffende Patient die Standardtherapie.
(B) Man vergleicht die nach *N* behandelten Patienten aus Klinik *A* mit den nach *S* behandelten Patienten aus Klinik *B*.
(C) Man behandelt eine kleine Gruppe nach *N* und vergleicht gegen den Standard, d.h. alle bis zum Versuchsbeginn nach *S* behandelten Patienten.
(D) Man vergleicht eine vom Zeitpunkt T_0 an nach *N* behandelte Gruppe mit einer etwa gleich großen bis zum Zeitpunkt T_0 nach *S* behandelten Gruppe.
(E) Man behandelt im gleichen Zeitraum nach *N* und *S*, teilt die Patienten den Verfahren streng zufällig zu, legt die Dosis und Behandlungsdauer fest, lässt aber zu, dass die Patienten bei vitaler Indikation aus dem Versuch genommen werden.

4. Welche Aussage trifft **nicht** zu?

Eine kontrollierte klinische Studie ist geeignet zur Prüfung der Wirksamkeit

(A) eines neuen Medikaments
(B) einer neuen Operationstechnik
(C) einer neuen Diagnosetechnik
(D) einer neuen Narkosetechnik
(E) einer neuen Bestrahlungstechnik

5. Bei einer klinischen Therapiestudie ist für die Vergleichbarkeit der Gruppen unbedingt erforderlich:

(1) Beobachtungsgleichheit
(2) Strukturgleichheit
(3) Gleichheit des Stichprobenumfangs
(4) keine Überschreitung des Normbereiches
(E) 1–4 = alle sind richtig

(A) nur 3 ist richtig
(B) nur 1 und 2 sind richtig
(C) nur 1, 2 und 3 sind richtig
(D) nur 2, 3 und 4 sind richtig

6. Warum muss man, wenn man z.B. die Wirksamkeit verschiedener Medikamente prüfen will, die Versuchseinheiten (Patienten) den Verfahren (Medikamenten) streng zufällig einteilen?

(A) um zwischen den Verfahren zu alternieren
(B) um die Behandlungschancen gerecht zu verteilen
(C) um doppelblind prüfen zu können
(D) um jede Einseitigkeit bei der Zuteilung auszuschließen
(E) Alle Aussagen sind richtig.

7. Eine streng zufällige Zuteilung von Patienten zur Behandlung wird am sichersten erzielt

(A) nach dem Aufnahmedatum
(B) nach den Anfangsbuchstaben der Familiennamen
(C) nach der Stationszugehörigkeit in der Klinik
(D) mit Zufallsvariablen
(E) durch systematisches Alternieren

8. In einer kontrollierten klinischen Studie teilt der Prüfer die Probanden den Verfahren *A* und *B* zunächst zufällig zu. Nachdem die ersten Behandlungsergebnisse vorliegen, gibt der Prüfer nur noch den schweren Fällen das Verfahren *B*. Als Gründe gibt der Prüfer an:

(1) Auf diese Weise kommt die Wirksamkeit des Verfahrens *B* deutlicher heraus.
(2) Die Vergleichbarkeit innerhalb der beiden Behandlungsgruppen wird erhöht, weil zufällig zunächst mehr leichtere Fälle mit *B* behandelt werden.
(3) Die Voraussetzungen zur Anwendung des χ^2-Tests werden verbessert.

Welche dieser Begründungen sind richtig?

(A) keine
(B) nur 2
(C) nur 1 und 2
(D) nur 1 und 3
(E) nur 2 und 3

9. Ein gut ausgearbeiteter statistischer Versuchsplan sollte Angaben enthalten über

(1) die Ein- und Ausschlusskriterien für Versuchseinheiten
(2) die Wahrscheinlichkeit für den Fehler 1. Art
(3) die Testmethode
(4) den Stichprobenumfang in jeder der Stichproben

(A) nur 3 ist richtig
(B) nur 1 und 4 sind richtig
(C) nur 3 und 4 sind richtig
(D) nur 2, 3 und 4 sind richtig
(E) 1–4 = alle sind richtig

Lösung der Übungsaufgaben

1 (A) Es handelt sich um eine Matched-Pairs-Technik. Von Blockbildung spricht man nur in biologischen Experimenten, wo man eine wesentlich größere Homogenität innerhalb der Blöcke erreichen kann. Der Versuch ist deshalb prospektiv, weil die Zuteilung der Behandlungsverfahren erfolgte, bevor die Therapieergebnisse absehbar waren, und er ist randomisiert, weil die Zuteilung der Medikation zufällig erfolgt.

2 (E) Hier könnte man höchstens den Einfluss der Dauer der Therapie auf die Normalisierung der SGOT untersuchen. Aber diese Untersuchung wäre nur dann sinnvoll, wenn die Patienten durch ein Zufallsverfahren den unterschiedlichen Therapieintervallen zugeordnet worden sind. Vermutlich wurden die Patienten jedoch so lange behandelt, bis sich die SGOT-Werte normalisiert hatten. In diesem Fall lässt sich von statistischer Seite nur eine Beschreibung, etwa eine graphische Darstellung des Datenmaterials, vornehmen. Man kann weder eine Aussage darüber machen, ob das Präparat überhaupt wirksam ist (weil die unbehandelte Vergleichsgruppe fehlt), noch eine Aussage über den Effekt der Zeitdauer der Behandlung (weil dieser Effekt nicht von der Indikation zur Fortsetzung der Therapie getrennt werden kann).

3 (E) Die Vorgehensweisen (A) bis (D) könnten einen systematischen Fehler erzeugen.

4 (C) Bei der Prüfung einer Diagnosetechnik kann man nicht von Wirksamkeit sprechen. Sensitivität und Spezifität sind die in diesem Zusammenhang wichtigen Begriffe.

5 (B) (s. S. 143 ff. im Lehrbuch)

6 (E) Siehe Kommentar zur Frage 7.

7 (D) Eine Zufallsvariable wäre beispielsweise das Ergebnis eines Münzwurfes oder eine aus einer Zufallszahlentabelle entnommene Zahl.

Die Zuordnung nach dem Aufnahmedatum ist ungünstig, weil sich dies herumsprechen könnte und die Patienten dann zu dem Termin kommen, dessen Therapie ihnen gefällt. Außerdem ist diese Regelung häufig nicht eindeutig, etwa wenn der Patient mehrfach hintereinander kurzfristig aufgenommen wird.

Die Zuordnung nach dem Familiennamen ist ungünstig, weil dann bestimmte Sippen jeweils gänzlich einem Therapiearm zugewiesen werden, so dass eine evtl. vorhandene genetische Disposition etwa zu bestimmten Nebenwirkungen voll zu Lasten eines Therapiearmes gehen würde.

Die Zuordnung nach Stationszugehörigkeit würde zur Folge haben, dass ein unterschiedlicher Standard der medizinischen Versorgung auf verschiedenen Stationen die Beobachtungsgleichheit zwischen den Vergleichsgruppen gefährden könnte.

Ein systematisches Alternieren würde bedeuten, dass der behandelnde Arzt im Voraus wüsste, in welche Therapiegruppe ein Patient kommen würde, falls dieser Patient in die Studie aufgenommen würde. Die Entscheidung zur Aufnahme in die Studie würde dann möglicherweise unter dem Gesichtspunkt geschehen, dass der Patient in Gruppe *A* oder *B* kommen würde. Hierdurch könnte eine Selektion der Gruppen entstehen, etwa indem leichter Erkrankte vorzugsweise mit der weniger aggressiven Therapie *A* und schwer Erkrankte mit der mutmaßlich wirkungsvolleren Therapie *B* behandelt würden.

8 (A) Der Prüfer setzt sich dem Verdacht der Manipulation aus, besonders weil er das Zuteilungsverfahren erst nach dem Vorliegen der ersten Ergebnisse ändert.

9 (E) (s. S. 161 ff. des Lehrbuches)

Übungsaufgaben

10. Bei einer kontrollierten klinischen Prüfung müssen in jedem Fall folgende Bedingungen eingehalten werden:

(1) Randomisierung
(2) Definition von Ein- und Ausschlusskriterien
(3) Placebo als Vergleich
(4) genaues Studienprotokoll
(5) Block- oder Schichtenbildung

(A) nur 1 und 2 sind richtig
(B) nur 3 und 4 sind richtig
(C) nur 3 und 5 sind richtig
(D) nur 1, 2 und 4 sind richtig
(E) nur 2, 3 und 4 sind richtig

11. Bei klinischen Prüfungen sind sequentielle Tests besonders angebracht, wenn

(A) multizentrische Langzeitstudien geplant sind
(B) Wirkungen, die innerhalb kurzer Zeit eintreten, geprüft werden
(C) man viele gleichwertige Zielkriterien hat und alle gemeinsam auswerten will
(D) bis zum Eintreten des Behandlungserfolges wesentlich längere Zeit verstreicht als bis zur Aufnahme des nächsten Patienten
(E) man nicht randomisieren kann

12. Wenn zwei Beobachter zu verschiedenen Aussagen kommen, kann das liegen

(1) am Ausbildungsstand der Untersucher
(2) an der Qualität des angewandten Tests
(3) an der Einstellung der Untersucher zu der Methodik
(4) an der Blutgruppenverteilung des zu untersuchenden Kollektivs
(5) an der Exaktheit der gegebenen Arbeitsanleitung

(A) nur 3 ist richtig
(B) 1 und 3 sind richtig
(C) 1, 2 und 5 sind richtig
(D) 1, 2, 3 und 5 sind richtig
(E) 1–5 = alle sind richtig

13. Stellen Sie sich zwei völlig gleichwirksame Behandlungsmethoden vor. Der Behandlungserfolg sei auf einer stetigen Skala messbar. Patient N.N. wird streng zufällig der einen, ein zweiter Patient N.M. der anderen Behandlung zugeteilt.

Wie groß ist die Wahrscheinlichkeit, dass N.N. am Ende der Behandlung die günstigeren Werte zeigt?

(A) 0,0
(B) 0,25
(C) 0,5
(D) 0,75
(E) 1,0

14. Unter „Randomisierung" versteht man in einer kontrollierten klinischen Therapiestudie

(A) die Aufteilung der Einflussgröße in Zielgrößen und Störgrößen
(B) den Einfluss des zufälligen Fehlers auf das Versuchsergebnis
(C) die zufällige Zuteilung der Patienten zu den einzelnen Behandlungsgruppen
(D) die Aufteilung des Fehlers in einen systematischen und in einen zufälligen Fehler
(E) die Berechnung des zufälligen Fehlers

15. Die Bedeutung der randomisierten Zuweisung von Patienten zu verschiedenen Therapieverfahren im Rahmen eines klinischen Versuches liegt vor allem in der Vermeidung von

(A) Strukturungleichheiten zwischen den Behandlungsgruppen
(B) Kontaminationseffekten
(C) unbewussten Verfälschungstendenzen bei Ärzten und Kranken
(D) Beobachtungsungleichheiten
(E) zufälligen Fehlern

16. Bei Aufnahme eines Patienten in eine kontrollierte klinische Therapiestudie ist es in der Regel **nicht** erforderlich,

(A) den Patienten über die Zielsetzung der Studie zu informieren
(B) den Patienten über mögliche Risiken aufzuklären
(C) das Vorliegen von Ein- und Ausschlusskriterien zu überprüfen
(D) das Ansprechen des Patienten auf eine der zu untersuchenden Therapieformen zu überprüfen
(E) das schriftliche Einverständnis des Patienten einzuholen

17. Welche der folgenden Studien zum Nachweis der Wirksamkeit eines Medikamentes hat den höchsten konfirmatorischen Charakter? Die

(A) Fall-Kontroll-Studie
(B) ökologische Studie
(C) Beobachtungsstudie
(D) kontrollierte klinische Studie
(E) Querschnittsstudie

18. Die Erfolgsrate einer bestimmten Behandlungsstrategie beträgt laut Angaben in verschiedenen Publikationen etwa 70 %. Eine neue Behandlung wird vorgeschlagen. Um zu überprüfen, ob die neue Behandlung die Erfolgsrate um den medizinisch relevanten Unterschied von 5 % verbessert, führt man am besten folgende Studie durch:

(A) Fall-Kontroll-Studie (Fälle = alte Behandlung, Kontrolle = neue Behandlung)
(B) Kohortenstudie
(C) kontrollierte klinische Therapiestudie
(D) Querschnittstudie
(E) Matched-Pairs-Studie

Lösung der Übungsaufgaben

10 (D) Die unter 3 und 5 genannten Bedingungen sind häufig wünschenswert, aber nicht in jedem Fall unabdingbar.

11 (B) Die Fallzeit braucht bei Verwendung eines sequentiellen Tests nicht im Voraus festgelegt zu werden.

12 (D) Ursache (4) wäre nur möglich, wenn jeder Untersucher ein anderes Kollektiv untersucht. Dies scheint hier jedoch nicht der Fall zu sein.

13 (C) Die Wahrscheinlichkeit für ein günstigeres Abschneiden von Herrn N.N. ist deshalb 0,5, weil der Behandlungserfolg auf einer stetigen Skala messbar ist, sodass praktisch ausgeschlossen werden kann, dass die Herren N.N. und N.M. gleich abschneiden.
Entscheidend ist auch der Hinweis, dass die Behandlungsmethoden völlig gleichwirksam seien.

14 (C) Weil sich Störgrößen nur schwer oder meistens gar nicht quantifizieren und kontrollieren lassen, versucht man durch die Zufallszuteilung der Patienten zu den zu vergleichenden Therapiegruppen eine Strukturgleichheit der Therapiegruppen zu erzeugen, damit sich die Störgrößen auf beide Therapiegruppen in gleicher Weise verteilen. Man hofft, dass die Störgrößen auf diese Weise das Ergebnis möglichst wenig beeinflussen.

15 (A) Siehe Erläuterung zur letzten Aufgabe.
Der Begriff Kontaminationseffekt bezieht sich auf Studien mit Cross-Over-Design, wenn die Wash-out-Phase zu kurz ist und sich der Behandlungseffekt einer Therapiephase erst nach erfolgtem Cross-Over zeigt.
Um unerwünschte Verfälschungstendenzen bei Patienten und Ärzten zu vermeiden, kann man eine Studie als Blind- bzw. Doppelblindstudie durchführen.
Die Beobachtungsgleichheit zwischen den Therapiegruppen muss durch das Studiendesign sichergestellt werden.
Zufällige Fehler lassen sich niemals komplett vermeiden, aber das Studiendesign kann darauf achten, dass die Variabilität in Bezug auf alle Einfluss- und Störgrößen möglichst gering ist und vor allem in den zu vergleichenden Therapiegruppen gleich ist. Dies gilt insbesondere auch für die Begleittherapie.

16 (D) Diese Frage ist etwas unglücklich formuliert. Selbstverständlich darf ein Patient nur in eine Studie aufgenommen werden, wenn zu erwarten ist, dass er auf die im Rahmen der Studie angebotenen Therapiemaßnahmen ansprechen wird, und wenn bezüglich der Gesamtheit von Wirkungen und Nebenwirkungen eine vergleichbare Ungewissheit darüber besteht, welche Therapie für den Patienten die bessere wäre.

17 (D) Die kontrollierte klinische Studie hat den höchsten konfirmatorischen Charakter, weil die Zuteilung der Patienten zu den Therapiegruppen randomisiert erfolgt, weil die Behandlungs- und Beobachtungsgleichheit gewährleistet ist und weil es sich um eine prospektive Studie handelt.

18 (C) In der Aufgabenstellung ist angegeben, dass von der neuen Therapie nur eine vergleichsweise geringe Verbesserung der Wirksamkeit von etwa 70 % auf 75 % erwartet wird. Dies bedeutet, dass das schärfste Instrument der Therapieprüfung, die RCCT (Randomised Controlled Clinical Trial), zum Einsatz kommen muss. Wenn eine Verbesserung der Wirksamkeit von beispielsweise 25 % auf 75 % erwartet würde, wäre eventuell der Vergleich der jetzigen Ergebnisse mit den Ergebnissen früherer Behandlungen als historische Kontrolle gerechtfertigt. In diesem (sehr seltenen) Fall wäre den Patienten angesichts der deutlichen Überlegenheit der neuen Methode die Randomisierung nicht zuzumuten, weil die vergleichbare Ungewissheit fehlen würde.
Bei der Fall-Kontroll-Studie und der Kohortenstudie handelt es sich um epidemiologische Studien, um die ätiologische Bedeutung von Risikofaktoren zu untersuchen. Eine Matched-Pairs-Studie ist eine Fall-Kontroll-Studie, bei der die Kontrollen so ausgesucht werden, dass zu jedem Fall eine (oder mehrere) Kontrollen gesucht werden, die in Bezug auf möglichst wichtige Einflussfaktoren möglichst gut zu dem jeweiligen Fall passen.
Mit einer Querschnittsstudie wird die Prävalenz einer Erkrankung erfasst. Alle Elemente der untersuchten Kohorte, z.B. alle Schüler einer Schule, werden einmal untersucht. Im Gegensatz dazu steht die Längsschnittstudie, bei der die betreffenden Personen in zeitlichen Abständen mehrfach untersucht werden, um Verlaufsbeobachtungen machen zu können.

Übungsaufgaben

19. In einer kontrollierten klinischen Therapiestudie sollen zwei Analgetika geprüft werden.
Welche der folgenden Aussagen über die Rahmenbedingungen dieser Studie trifft **nicht** zu?

(A) Alle Patienten werden über Zweck und Umfang der Studie und mögliche Risiken aufgeklärt.
(B) Alle Patienten sollen ihre Einwilligung zur Teilnahme an der Studie schriftlich erteilen.
(C) Alle Patienten können ihre Einwilligung zur Teilnahme an der Studie jederzeit widerrufen.
(D) Alle Patienten, die ihre Einwilligung zur Teilnahme während der Studie zurückziehen, werden trotzdem mit dem Abbruchgrund dokumentiert.
(E) Von allen Patienten, die ihre Einwilligung zur Teilnahme an der Studie zurückziehen, sind die Unterlagen über den bisherigen Verlauf zu vernichten.

20. Bei kontrollierten klinischen Studien wird das Intention-to-treat-Prinzip angewandt.

Nach diesem Prinzip

(A) werden die Patienten zufällig den Therapiegruppen zugeteilt
(B) werden die Studien doppelblind angelegt
(C) werden auch die aus der Studie ausscheidenden Patienten bei der Auswertung berücksichtigt
(D) wird eine Blockbildung vorgenommen
(E) werden die Patienten mit Ausnahme der ihnen zugeteilten Therapie gleich behandelt

21. Es wird eine kontrollierte klinisch-therapeutische Studie geplant. Das Zielkriterium für die Kennzeichnung der Wirksamkeit der zu prüfenden Medikamente liegt fest.

Welches der im folgenden aufgeführten definierten Kriterien spielt für die Abschätzung der notwendigen Fallzahl der Studie **keine** Rolle?

(A) Irrtumswahrscheinlichkeit 1. Art (α)
(B) physikalische Dimension der Zielvariablen
(C) vorgegebene minimale relevante Wirksamkeitsdifferenz der zu vergleichenden Medikamente
(D) Irrtumswahrscheinlichkeit 2. Art (β)
(E) Trennschärfe des vorgesehenen Testverfahrens

22. Die Zufallszuteilung von Patienten zu verschiedenen Behandlungsverfahren im Rahmen eines klinischen Versuchs dient der Ausschaltung bzw. Verminderung von Verzerrungen („bias“) durch

(A) Verluste aus den Behandlungsgruppen
(B) Beobachtereinflüsse
(C) Begleittherapien
(D) Noncompliance der Patienten
(E) Keine der Aussagen (A)-(D) trifft zu.

Lösung der Übungsaufgaben

19 (E) Es ist sehr wichtig, zu wissen, warum Patienten eine Behandlung abbrechen, denn oft werden die Nebenwirkungen einer Therapie unterschätzt.
Nach dem Prinzip Intention to Treat werden die Patienten in dem Therapiearm ausgewertet, dem sie ursprünglich bei der Randomisierung zugeteilt worden waren, weil man mithilfe der Studie die beste Anfangsstrategie ermitteln will. Die individuelle Anpassung des Therapiekonzeptes an die Verträglichkeit und Wirkung gehört zum üblichen ärztlichen Prozedere.

20 (C) Siehe Antwort zur letzten Frage.

21 (B) Die physikalische Dimension der Zielvariablen spielt schon deshalb keine Rolle, weil sie für beide Therapiearme gilt. Man könnte zum Beispiel die Überlebenszeit in Tagen oder in Wochen oder in Monaten oder in Jahren messen. Es würde keinen Unterschied machen.

22 (E) Die unter (A) bis (D) genannten Gründe können die Auswertung der Ergebnisse sehr erschweren, aber sie lassen sich nicht durch eine Zufallszuteilung ausschalten.

Übungsaufgaben

14.1 Querschnittserhebung

1. Die Prävalenz von Erkrankungen wird am besten ermittelt durch

(A) eine Kohortenstudie
(B) eine Fall-Kontroll-Studie
(C) eine Querschnittsstudie
(D) die Krankenhausdiagnosenstatistik
(E) die amtliche Todesursachenstatistik

2. Die Abbildung zeigt Auftreten und Dauer einer Infektionskrankheit in einer Gruppe von 20 prospektiv beobachteten Bewohnern eines Studentenwohnheims.

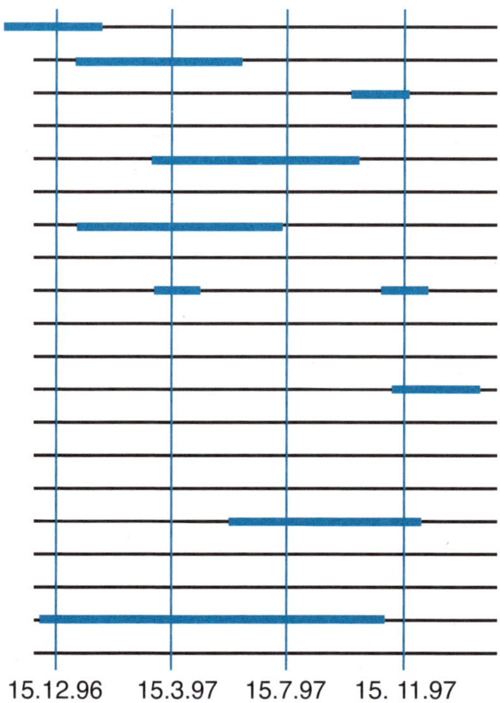

Die Punktprävalenz zum 15. März 1997 betrug

(A) 0,10
(B) 0,25
(C) 0,40
(D) 0,75
(E) 0,90

3. Im Rahmen von Qualitätssicherungsmaßnahmen wurde in einem Krankenhaus an einem bestimmten Datum eine standardisierte Umfrage bei den Patienten der Unfallstation durchgeführt. Diese Angaben erlauben die Feststellung, dass die Umfrage

(A) randomisiert ist
(B) prospektiv ist
(C) transversal ist
(D) kontrolliert ist
(E) multizentrisch ist

14.2 Kohortenstudien

4. Welche Aussage trifft **nicht** zu? Bei prospektiven epidemiologischen Studien

(A) entstehen im Allgemeinen höhere Kosten als bei retrospektiven Studien
(B) wird bevorzugt das Verfahren der Paarbildung angewendet
(C) werden exponierte und nichtexponierte Personen längere Zeit untersucht
(D) bilden Personen, die an der zu untersuchenden Krankheit noch nicht erkrankt, aber den vermutenden Einflussfaktoren ausgesetzt sind, den Ausgangspunkt
(E) werden die Ergebnisse nicht durch unterschiedliche Erinnerungsvermögen der Probanden verfälscht

5. Bei einer Kohortenstudie

(A) werden bei einer Gruppe von erkrankten Personen anamnestische Faktoren gesammelt, die möglicherweise die Krankheit ausgelöst haben
(B) wird einer Gruppe von erkrankten Personen eine Kontrollgruppe zugeordnet
(C) werden die Neugeborenen eines Jahrgangs mit denen der folgenden Jahrgänge verglichen
(D) werden in einer Gruppe alle erkrankten Personen festgestellt
(E) wird eine Gruppe von exponierten Personen für längere Zeit beobachtet

6. Die Framinghamstudie wurde 1949 in Framingham, einem Vorort von Boston, begonnen. Um welchen epidemiologischen Studientyp handelt es sich bei dieser Studie?

(A) Interventionsstudie
(B) Querschnittsstudie
(C) bevölkerungsbezogene Herzinfarktregisterstudie
(D) Kohortenstudie
(E) randomisierte kontrollierte Studie (randomized controlled trial)

7. In einer offenen langjährigen Kohortenstudie mit einer größeren Anzahl von Individuen unter Beobachtung ist die Berechnung des Ergebnisses mit folgender Rate am zweckmäßigsten:

(A) Fälle/Jahr
(B) Fälle/Individuen
(C) Fälle/Individuen/Monat
(D) Fälle/Individuen/Jahr
(E) Fälle/Personenmonate

8. Ziel der *Monica-Studie* der Weltgesundheitsorganisation ist am ehesten, die

(A) Effizienz der Gesundheitssysteme von Industrie- und Entwicklungsländern zu vergleichen
(B) Kosten-Nutzen-Relation für Präventionsstrategien gegen Herz-Kreislauf-Erkrankungen zu ermitteln
(C) Ursachen für Unterschiede und Trends in der Mortalität von Herz-Kreislauf-Erkrankungen in verschiedenen Ländern zu untersuchen
(D) Auswirkung von Früherkennungsmaßnahmen auf die Mortalität an Herz-Kreislauf-Erkrankungen im internationalen Vergleich zu analysieren
(E) Auswirkung der demographischen Alterung in verschiedenen Industrieländern auf das Morbiditätsspektrum zu erfassen

Lösung der Übungsaufgaben

1 (C) Die Prävalenz einer Erkrankung in einer bestimmten Population kann durch eine Querschnittsstudie in dieser Population bestimmt werden. Die Prävalenz hängt von vielen Faktoren ab wie z.B. der Geschlechtsverteilung, der Altersverteilung und den sozioökonomischen Daten.
Die Prävalenz der Patienten einer Praxis oder eines Krankenhauses wird vor allem von der Spezialisierung der Praxis bzw. der Klinik bestimmt. Im Falle einer Epidemie, z.B. einer Grippewelle, steigt die Prävalenz.

2 (B) Jeder waagerechte Strich stellt ein Element der Population dar. Im Bereich der dicken Striche ist der Proband an der Zielkrankheit erkrankt. Der senkrechte Strich am 15.3. stellt eine Querschnittserhebung am 15. März dar und schneidet fünf dicke waagerechte Striche. Demnach sind zu diesem Stichtag fünf Probanden erkrankt. Das entspricht einer Punktprävalenz von 5/20 = 0,25.

3 (B) Der Begriff transversale Studie ist ein Synonym für Querschnittstudie. Im Gegensatz hierzu steht die Longitudinalstudie, bei der jedes Element der Population mehrfach untersucht wird, um die zeitliche Entwicklung (z.B. von Erkrankungen) besser erfassen zu können.

4 (B) Das Verfahren der Paarbildung (Matched-Pairs-Technik) findet bei retrospektiven Studien Anwendung.

5 (E) Häufig werden auch mehrere Gruppen, die in unterschiedlicher Weise exponiert sind, beobachtet. Entscheidend ist, dass es sich bei einer Kohortenstudie um eine prospektive Untersuchung handelt.
Bei einer Kohortenstudie kommt es erst zur Exposition, dann wird die Erkrankung abgewartet. Bei einer Fall-Kontroll-Studie steht die Erkrankung der Fälle im Vordergrund, dann werden passende Kontrollen gesucht und dann wird analysiert, ob es Unterschiede in der Exposition zwischen den Fällen und Kontrollen gibt.

6 (D) Hier liegt eine typische Kohortenstudie vor: Erst die Exposition (Risikofaktoren), dann die Wirkung (Herz-Kreislauf-Erkrankungen).
Eine Kohorte von anfänglich 5000 Bewohnern der Kleinstadt Framingham wurde über Jahrzehnte beobachtet, um zu ermitteln, welche Risikofaktoren für die Entwicklung von Herz-Kreislauf-Erkrankungen verantwortlich sind.

7 (E) Bei langjährigen Studien besteht immer das Problem der Drop-outs, d.h. es werden nicht alle Personen über den gesamten Zeitraum beobachtet. Die beobachteten Ereignisse darf man natürlich nur auf die Personen beziehen, die unter Beobachtung stehen.
Auf den ersten Blick könnte man meinen, dass auch die Antworten (C) und (D) richtig seien. Allerdings gibt es bei (C) und (D) zwei Bruchstriche, sodass der Zeitraum im Zähler statt im Nenner steht. Bei (E) ist der Begriff Personenmonate als „Personen x Monate" zu verstehen, d. h. der Zeitraum steht im Nenner.

8 (C) *Monica* steht für „MONItoring CArdiovascular disease". Die Studie wurde 1978 von der WHO ins Leben gerufen. Es beteiligten sich 37 Zentren in 21 Ländern an der Kohortenstudie, wobei Daten von über 10 Millionen Patienten gesammelt und ausgewertet wurden. Unter anderem wurden Risikofaktoren für Herz- und Kreislauferkrankungen wie arterielle Hypertonie, zu hohe Cholesterinwerte und Nikotin identifiziert. Letztlich war die Framinghamstudie für die Präventionsforschung wichtiger als die Monica-Studie. Wie auch sonst im Leben ist Qualität oft wichtiger als Quantität. Die besondere Qualität der Framinghamstudie ergab sich aus der engmaschigen Kontrolle der Studienteilnehmer.
Die unter (A), (B), (D) und (E) genannten Fragestellungen sind sehr speziell. Die Tatsache, dass die Teilnehmer aus verschiedensten Ländern und verschiedensten Gesundheitssystemen kommen, machen die unter (A), (B), (D) und (E) genannten Fragestellungen noch komplexer, als wenn man diese Fragestellungen in nur einem Land untersuchen würde.

Übungsaufgaben

14.3 Fall-Kontroll-Studien

9. Auf welche Weise wird im Rahmen einer Fall-Kontroll-Studie mit der Matched-Pairs-Technik zu einer Patientengruppe eine Kontrollgruppe gebildet?

(A) Zu jedem Patienten wird als Kontrolle eine frühere Untersuchung des Patienten zugeordnet.
(B) Zu jedem Patienten wird aus einer Gruppe von Gesunden zufällig eine Kontrollperson ausgewählt.
(C) Zu jedem männlichen Patienten wird zufällig ein weiblicher Patient zugeordnet und umgekehrt.
(D) Jedem Patienten wird eine Kontrollperson zugeordnet, die in möglichst vielen Strukturmerkmalen mit dem Patienten übereinstimmt.
(E) Es wird zu jedem Patienten ein naher Verwandter, möglichst ein Zwilling, zugeordnet.

10. Welche Aussage zu Fall-Kontroll-Studien trifft zu?

(A) Der Studienansatz ist meist prospektiv.
(B) Der benötigte Stichprobenumfang ist in der Regel größer als bei Kohortenstudien.
(C) Die Laufzeit ist in der Regel länger als bei Kohortenstudien.
(D) Ausgangspunkt sind exponierte Personen.
(E) Es besteht eine Empfindlichkeit gegenüber Recall-Bias.

11. In einer Fall-Kontroll-Studie

(A) dient die Kontrollgruppe in erster Linie dazu, die Prävalenz einer Ursache unter den nicht-kranken Personen zu schätzen
(B) wird der Zusammenhang von eingetretenen Effekten mit vermuteten Ursachen geprüft
(C) werden zwei Stichproben (Kranke und Nicht-Kranke) aus zwei Grundgesamtheiten gezogen
(D) wird dieselbe Personengruppe über einen längeren Zeitraum beobachtet
(E) wird die Vergleichbarkeit der Personen mit und ohne die fragliche Krankheit nicht vorausgesetzt

12. Die bei kontrollierten klinischen Therapiestudien erforderliche zufällige Zuordnung wird bei Fall-Kontroll-Studien ersetzt durch

(A) möglichst umfangreiche Stichproben, da dadurch die Wahrscheinlichkeit für den Fehler 2. Art verkleinert wird
(B) eine Stichprobe von Kontrollen, die – bis auf die Ausprägung des zu untersuchenden Faktors – der Stichprobe der Fälle möglichst strukturgleich ist
(C) Blindversuch
(D) Standardisierung
(E) Vermeidung von Störgrößen

13. Im Vergleich zu einer prospektiven epidemiologischen Studie ist bei einer retrospektiven Fall-Kontroll-Studie der krankheitsauslösenden Wirkung eines exogenen Faktors

(A) die Randomisierung leichter
(B) die Inzidenz präziser zu berechnen
(C) die Prävalenz genauer zu ermitteln
(D) rascher mit Ergebnissen zu rechnen
(E) eine Intervention auch in der Kontrollgruppe möglich

14. Bei Fall-Kontroll-Studien mit Matched-Pairs-Technik, bei denen die Fälle an einer bestimmten Krankheit leiden,

(A) werden die Fälle stets zufällig ausgewählt
(B) werden jedem Fall mehrere gesunde Kontrollpersonen zugeordnet, bei denen sich die Ausprägungen der Einflussgrößen möglichst stark unterscheiden
(C) wird jedem Fall ein möglichst ähnlicher Partner, der nicht an dieser Krankheit leidet, zugeordnet
(D) werden die Fälle prospektiv beobachtet und möglichst häufig kontrolliert
(E) kann kein systematischer Fehler auftreten, da die Kontrollgruppe zufällig ausgewählt ist

15. Das Lungenkrebsrisiko passivrauchender Ehefrauen rauchender Männer untersucht man auf ökonomischste Weise in einer

(A) Kohortenstudie
(B) kontrollierten klinischen Studie
(C) Fall-Kontroll-Studie
(D) Interventionsstudie
(E) ökologischen Studie

16. Wenn allein durch Verhaltensänderungen die Häufigkeit der AIDS-Erkrankungen zurückginge, dann würde sich mit großer Wahrscheinlichkeit nicht ändern die

(A) Inzidenz
(B) kumulative Inzidenz
(C) Prävalenz
(D) Mortalität
(E) Letalität

14.4 Epidemiologische Maßzahlen

17. Bei der Erstuntersuchung im Rahmen einer epidemiologischen Studie hatten 17 pro 1000 Personen eine koronare Herzkrankheit (KHK). Welche der nachfolgenden epidemiologischen Maßzahlen erfasst diesen Sachverhalt am besten?

(A) Prävalenz
(B) Inzidenzdichte

(C) kumulative Inzidenz
(D) standardisierte Morbiditäts-Ratio
(E) altersstandardisierte Morbiditätsrate

18. Um die Häufigkeit verschiedener Erkrankungen wie Asthma bronchiale oder Glaukom festzustellen, wurden in einigen Ländern repräsentative Bevölkerungsstichproben untersucht. Die Ergebnisse der einzelnen Länder wichen dabei beträchtlich voneinander ab. Welche der folgenden Faktoren bieten für diese Unterschiede eine Erklärung?

(1) Erkrankungshäufigkeit
(2) Untersuchungsmethoden
(3) diagnostische Kriterien
(4) Klassifikation von Erkrankungen

(A) nur 1 ist richtig
(B) nur 1 und 2 sind richtig
(C) nur 1 und 3 sind richtig
(D) nur 2, 3 und 4 sind richtig
(E) 1–4 = alle sind richtig

19. Bei einem Screeningprogramm an 1000 Männern im Alter von über 65 Jahren wurde in 100 Fällen ein behandlungsbedürftiger Diabetes mellitus diagnostiziert. Nach einem Jahr war in derselben Personengruppe eine Anzahl von Neuerkrankungen an Diabetes mellitus hinzugekommen.

Durch welche Maßzahl wird dieser Zuwachs in adäquater Weise angegeben?

(A) Recall
(B) Präzision
(C) relatives Risiko
(D) Prävalenz
(E) Inzidenz

Lösung der Übungsaufgaben

9 (D) (s.S. 174 ff. des Lehrbuches)

10 (E) Die Auswertung der Fall-Kontroll-Studien geschieht, indem man die Exposition der Fälle mit der Exposition der Kontrollen vergleicht. Dies ist ein retrospektiver Ansatz, der auf dem Erinnerungsvermögen der Studienteilnehmer basiert. Dies wurde anlässlich der EHEC-Epidemie deutlich, als sich nur wenige der Fälle an den Verzehr von Sprossen erinnern konnten.

11 (B) Die Fall-Kontroll-Studie dient der Suche nach ätiologischen Faktoren für die Erkrankung der Fälle.
(A) ist falsch, weil es auf den Vergleich zwischen der Fall- und der Kontrollgruppe ankommt. (C) ist falsch, weil Fälle und Kontrollen aus derselben Grundgesamtheit kommen müssen. (D) ist falsch, weil Fall-Kontroll-Studien retrospektive Untersuchungen sind.

12 (B) Das Problem besteht oft nur darin, dass man im Voraus nicht weiß, welcher Faktor ätiologisch wichtig ist. So war es auch bei der EHEC-Epidemie im Sommer 2011.

13 (D) Der große Vorteil von Fall-Kontroll-Studien besteht darin, dass schneller mit Ergebnissen zu rechnen ist, weil die interessierenden Ereignisse, nämlich der Ausbruch der Zielerkrankung und die Exposition durch die ätiologischen Faktoren, bereits eingetreten sind.

14 (C) Die Fälle liegen vor, weil sie bereits erkrankt sind. Die Kontrollen sollen bis auf den angeschuldigten ätiologischen Faktor den Fällen möglichst stark ähneln. Deshalb wird für jeden Fall eine möglichst gut passende Kontrollperson gesucht und dann wird geprüft, ob die Fälle den angeschuldigten ätiologischen Faktoren tatsächlich stärker ausgesetzt waren als die Kontrollen. Häufig weiß man zu Beginn einer Fall-Kontroll-Studie aber nicht, welche ätiologischen Faktoren in Frage kommen.

15 (C) Bei einer Fall-Kontroll-Studie muss man zu einem Kollektiv an Lungenkrebs erkrankter, selbst nicht rauchender, aber mit einem rauchenden Partner zusammenlebender Frauen, den Fällen, Kontrollen finden. Das sind nicht rauchende Frauen von vergleichbarem sozioökonomischem Status und vergleichbaren Lebensbedingungen (Luftverunreinigung). Im nächsten Schritt muss man dann die Rauchgewohnheiten von deren Partnern in Erfahrung bringen.
Insgesamt ist diese Aufgabe nicht einfach, aber ökonomischer als eine Kohortenstudie, bei der man Jahrzehnte lang abwarten müsste, bis sich bei passiv rauchenden Frauen ein Tumor bildet.

16 (E) Die Letalität würde sich nur bei besseren Behandlungsmöglichkeiten ändern. Dies ist in den letzten Jahren geschehen.

17 (A) Die Inzidenzdichte bezieht sich auf die Inzidenz innerhalb eines bestimmten Zeitraumes, was eigentlich doppelt gemoppelt ist, denn ein definierter Zeitraum wird stets vorausgesetzt, wenn man von Inzidenz spricht. Unter kumulativer Inzidenz versteht man die gesamte Inzidenz, z. B bis zum Erreichen des 14. Lebensjahres.

18 (E) Alle genannten Gründe können eine Rolle spielen.

19 (E) Es handelt sich um Neuerkrankungen. Die Inzidenz gibt die Zahl der Neuerkrankungen an.

Die Begriffe Recall und Präzision werden im Kapitel 21 des Lehrbuches im Zusammenhang mit den Gütekriterien für ein Dokumentationssystem besprochen.

Übungsaufgaben

20. Bei der Berechnung der Inzidenzdichte in einer Kohortenstudie steht die Anzahl der neuen Erkrankungsfälle während eines bestimmten Zeitraumes im Zähler. Im Nenner steht

(A) die Anzahl aller Personen, die von Anfang bis Ende an der Studie teilgenommen haben
(B) die Anzahl aller Personen, die während des Beobachtungszeitraumes in die Studie aufgenommen wurden
(C) die Anzahl der Personen zu Beginn der Untersuchung
(D) die durchschnittliche Anzahl der Personen, die zu den einzelnen Messzeitpunkten erfasst werden konnten
(E) die Summe der Beobachtungszeiträume aller Personen, die an der Studie teilnahmen

21. Prävalenz ist die Anzahl

(A) aller Krankheitsfälle einer bestimmten Krankheit pro 10000 Einwohner zu einem bestimmten Zeitpunkt
(B) aller Neuerkrankungen an einer bestimmten Infektionskrankheit zu einem gegebenen Zeitpunkt
(C) der erwarteten Todesfälle bei einer bestimmten Tumorkranheit
(D) der erwarteten Krankheitsfälle, die durch eine Kohortenstudie ermittelt werden
(E) der erwarteten Krankheitsfälle, die durch eine Fall-Kontroll-Studie ermittelt werden

22. Hohe Prävalenz

(A) ist gleichbedeutend mit hohem Erkrankungsrisiko
(B) ist mit hoher Inzidenz gekoppelt, sofern es sich um eine chronische Krankheit handelt
(C) geht zwangsläufig mit kurzer Krankheitsdauer einher
(D) ist, wenn mit niedriger Inzidenz gekoppelt, charakteristisch für akute Krankheiten
(E) Keine der Aussagen (A)–(D) trifft zu.

23. Bei der Berechnung der Inzidenzdichte wird die Anzahl der Erkrankungsfälle, die in einer Bevölkerung in einem bestimmten Zeitraum auftreten, in Beziehung gesetzt zu

(A) der Gesamtbevölkerung, aus der die Erkrankungsfälle hervorgegangen sind
(B) der Anzahl der Personen einer Bevölkerung während des Zeitraumes der Erfassung
(C) der Anzahl der Personen einer Bevölkerung zu Beginn des Zeitraumes der Erfassung
(D) der Summe der Zeiträume, in denen jeder einzelne der Bevölkerung während der Zeit der Beobachtung erkranken konnte
(E) dem Anteil der unter Beobachtung stehenden Bevölkerung, die nicht erkrankte

24. Welcher epidemiologische Studientyp erlaubt die Berechnung von Inzidenzen?

(A) Fall-Kontroll-Studie
(B) Fallstudie
(C) Filteruntersuchung (Screening)
(D) Kohortenstudie
(E) Querschnittsstudie

25. Für den Zusammenhang zwischen Prävalenz, Inzidenz und Letalität gilt stets:

(A) Die Letalität steigt mit steigender Prävalenz.
(B) Die Inzidenz fällt mit steigender Prävalenz.
(C) Die Letalität fällt mit fallender Prävalenz.
(D) Die Letalität steigt mit steigender Inzidenz.
(E) Aus der Größe der Prävalenz kann nicht auf die Inzidenz und die Letalität geschlossen werden.

26. Hohe Inzidenz einer Krankheit

(A) bedeutet, dass eine wirksame Therapie noch nicht verfügbar ist
(B) bedeutet, dass ein hohes Erkrankungsrisiko besteht
(C) geht zwangsläufig mit langer Krankheitsdauer einher
(D) ist, wenn mit ebenso hoher Prävalenz gekoppelt, charakteristisch für chronische Krankheiten
(E) ist, wenn mit vergleichsweise niedriger Prävalenz gekoppelt, charakteristisch für chronische Krankheiten

27. Welche der folgenden Faktoren werden als Risikofaktoren für Herz- und Kreislauferkrankungen angesehen?

(1) Erhöhung des Cholesterinspiegels im Blutserum
(2) Erhöhung des Blutdrucks
(3) Übergewicht
(4) Zuckerkrankheit
(5) Bewegungsarmut
(6) starke psychische Belastung

(A) nur 1 und 2 sind richtig
(B) nur 1, 2 und 3 sind richtig
(C) nur 1, 3, 5 und 6 sind richtig
(D) nur 2, 3, 4 und 5 sind richtig
(E) 1-6 = alle sind richtig

28. In eine Fall-Kontroll-Studie seien 500 Personen, die an der zu untersuchenden Krankheit leiden, und 500 Kontrollpersonen einbezogen. Der als ursächlich angenommene Faktor finde sich bei 400 der Kranken und bei 100 der Kontrollpersonen.

Das absolute Erkrankungsrisiko (Inzidenz) für Personen mit dem als ursächlich angenommenen Faktor beträgt/ist

(A) 80 %
(B) 40 %
(C) 20 %
(D) 16 %
(E) aus den angegebenen Daten nicht errechenbar

29. Die Framinghamstudie wurde 1949 in Framingham, einem Vorort von Boston, begonnen.

Um welchen epidemiologischen Studientyp handelt es sich bei dieser Studie?

(A) Interventionsstudie
(B) Querschnittsstudie
(C) bevölkerungsbezogene Herzinfarktregisterstudie
(D) Kohortenstudie
(E) randomisierte kontrollierte Studie (randomized controlled trial)

28. Für Fall-Kontroll-Studien gilt **nicht**:

(A) im Vergleich zu Kohortenstudien: besonders für seltene Krankheiten geeignet
(B) im Vergleich zur Kohortenstudie: finanzieller Aufwand meist geringer
(C) im Vergleich zu Kohortenstudien: geringerer Zeitbedarf für die Durchführung
(D) im Vergleich zu Querschnittsstudien: bessere Eignung für Testung von Hypothesen über Zusammenhänge zwischen Exposition und Erkrankung
(E) im Vergleich zu Querschnittsstudien: bessere Eignung zur repräsentativen Erfassung der Prävalenz von Zielgrößen

Lösung der Übungsaufgaben

20 (D) Wenn im Nenner die unter Beobachtung stehenden Personenmonate aufgeführt sind, ergibt sich die Inzidenzdichte als „Neuerkrankung pro Person und Monat“, wenn im Nenner Personenjahre stehen, lautet das Ergebnis „Neuerkrankung pro Person und Jahr“.

21 (A) Häufig wird die Prävalenz auch pro 100, pro 1000 oder pro 100 000 Personen angegeben.

22 (E) Chronische Krankheiten weisen typischerweise eine niedrige Inzidenz auf. Es gilt näherungsweise:

$$\text{Prävalenz} = \text{Inzidenz} \cdot \text{Krankheitsdauer}$$

Eine hohe Prävalenz kann demnach auch auf einer langen Krankheitsdauer beruhen.

23 (B) Die Bevölkerungszahl ist nicht statisch. Deshalb muss die Anzahl der Erkrankungsfälle, die in einer Bevölkerung in einem bestimmten Zeitraum auftreten, in Beziehung gesetzt zu der zu diesem Zeitpunkt dort lebenden Bevölkerung, um die aktuelle Inzidenzdichte zu ermitteln.

24 (D) In einer Fall-Kontroll-Studie kann man schon deshalb keine Inzidenzen bestimmen, weil die Fälle bereits erkrankt sind.

25 (E) Wenn in der Medizin etwas stets gelten soll, ist größte Skepsis angesagt. Die Letalität hängt von den Behandlungsmöglichkeiten ab, auch von den individuellen Risikofaktoren und natürlich von der Art der Erkrankung. Die Letalität hat jedoch nichts mit der Prävalenz oder Inzidenz zu tun.

26 (B) Hohe Inzidenzen, meist gekoppelt mit niedrigen Prävalenzen, beobachtet man typischerweise bei akuten Infektionskrankheiten.
Chronische Erkrankungen sind dadurch gekennzeichnet, dass die Inzidenzen eher niedrig sind, aber wegen der langen Krankheitsdauer sind die Prävalenzen im Vergleich zu den Inzidenzen hoch.

27 (E) Das sind die typischen Risikofaktoren für Herz-Kreislauferkrankungen, vielleicht noch ergänzt um eine genetische Disposition.

26 (A) Von den 500 Personen, die mit dem angeschuldigten Faktor exponiert waren, sind 400 erkrankt, das entspricht 80 %.
Das ist ein eindrucksvolles Indiz dafür, dass der angeschuldigte Faktor für die Erkrankung der Fälle verantwortlich sein könnte. Ob sich auch in anderen Populationen eine Erkrankungsinzidenz von 80 % bei Personen ergibt, die dem angeschuldigten Faktor gegenüber exponiert waren, muss gesondert untersucht werden. Gleichermaßen muss untersucht werden, warum 100 Leute erkrankt sind, die dem angeschuldigten Faktor gegenübner nicht exponiert waren.

27 (D) Die Framinghamstudie ist eine typische Kohortenstudie: Zu Beginn der Untersuchung waren die Probanden gesund. Die Kohorte wurde und wird jahrzehntelang beobachtet. Unter dem Einfluss diverser Risikofaktoren entwickelte sich bei vielen von Ihnen eine Herzkreislauferkrankung.

28 (E) Die Prävalenz verschiedener Zielgrößen lässt sich in einer Fall-Kontroll-Studie schlecht erfassen, weil sämtliche Kontrollen zu den Fällen künstlich hinzugefügt wurden. Deshalb ist es nicht möglich, festzustellen, wie hoch die Prävalenz einer Zielgröße in welcher Grundgesamtheit ist. Die aus Kontrollen und Fällen zusammengesetzte Stichprobe ist willkürlich und nicht repräsentativ für eine bestimmte Grundgesamtheit.

Übungsaufgaben

29. Typisches Beispiel einer Querschnittserhebung ist die

(A) Framingham-Studie
(B) Follow-up-Studie
(C) Einschulungsuntersuchung
(D) Überprüfung der Auswirkung von Luftverschmutzung auf Morbidität und Mortalität
(E) kontrollierte Arzneimittelstudie

30. Epidemiologische Studien, mit welchen die Prävalenz einer Krankheit in einer Bevölkerung bestimmt werden soll, bezeichnet man als

(A) experimentell
(B) deskriptiv
(C) analytisch
(D) prospektiv
(E) Kohortenstudien

31. In einer Studie über den Zusammenhang zwischen Lymphosarkomen und der Belastung durch Lösemittel am Arbeitsplatz wurden 14 Beschäftigte, die an Lymphosarkomen verstorben waren, mit 54 Beschäftigten, die nicht an Lymphosarkomen verstorben waren, hinsichtlich der Belastung durch Lösemittel verglichen.

Um welchen epidemiologischen Studientyp handelt es sich hierbei?

(A) Interventionsstudie
(B) historische Kohortenstudie
(C) Fall-Kontroll-Studie
(D) Prävalenzstudie
(E) prospektive Kohortenstudie

32. Ein deutsches Bundesland hatte 1995 eine durchschnittliche Bevölkerungszahl von 6 Millionen. Zu Beginn des Jahres 1995 litten 5000 Personen an einer Krankheit X. Im Laufe des Jahres 1995 wurden in diesem Bundesland 300 neue Fälle dieser Krankheit X diagnostiziert und 70 Personen starben im selben Jahr an dieser Krankheit X.

Daher betrug die Inzidenzrate für die Krankheit X je 100 000 der Bevölkerung für das Jahr 1995

(A) 1,2
(B) 3,8
(C) 5,0
(D) 83,3
(E) Die Rate ist aus den angegebenen Daten nicht errechenbar.

33. Die Inzidenzdichte wird der kumulativen Inzidenz bei der Berechnung des Ergebnisses einer langjährigen Kohortenstudie vorgezogen, weil

(A) die Anzahl der Personen unter Risiko zu Beginn des Messzeitraumes häufig nicht bekannt ist
(B) die Zeit bis zum Auftreten der Krankheit von Individuum zu Individuum stark divergieren kann
(C) während der Laufzeit der Studie Personen aus der Beobachtung ausscheiden können
(D) häufig der Beginn der Krankheit nicht genau bestimmt werden kann
(E) starke jahreszeitliche Schwankungen beim Auftreten der Erkrankung das Ergebnis beeinträchtigen

34. Das „Konzept der verlorenen Lebensjahre“ (auf eine Bevölkerung bezogene Berechnung der statistischen Größe „verlorene Lebensjahre“ – in Tsd. – für einzelne Krankheiten und Krankheitsgruppen) wurde in erster Linie entwickelt für die

(A) Abschätzung der Letalität ausgewählter Krankheiten bzw. Krankheitsgruppen
(B) Projektion der Bevölkerungsentwicklung eines Landes
(C) Prioritätensetzung bei der Auswahl von Krankheiten bzw. Krankheitsgruppen für die Prävention
(D) Berechnung der zu erwartenden Ausgaben von Krankenversicherungen
(E) Festlegung von Grenzen bei Beschäftigungszeiten für Arbeitsbereiche mit Gesundheitsgefährdung

35. Zu Beginn des Jahres 1983 litten in einer Bevölkerung (Risikopopulation) 800 Personen an einer Krankheit K. Während des Jahres 1983 traten 200 Neuerkrankungen (Krankheit K) auf. Im Laufe des Jahres 1983 starben an der Krankheit K 40 Personen. Am 1. Juli 1983 betrug die Bevölkerung 10 Millionen.

Für die Krankheit K im Jahr 1983 errechnet sich, bezogen auf jeweils 100 000 der Bevölkerung folgende Prävalenz:

(A) 0,4
(B) 1,6
(C) 2
(D) 9,6
(E) 200

36. Welche der folgenden Prozesse nehmen Einfluss auf die Periodenprävalenz einer chronischen Erkrankung in einer bestimmten Region?

(1) Aufklärung von Fehldiagnosen
(2) Migration
(3) Heilung unter Therapie
(4) Spontanremission
(5) Neuerkrankungen

(A) nur 1, 2 und 5 sind richtig
(B) nur 1, 2, 3 und 4 sind richtig
(C) nur 1, 3, 4 und 5 sind richtig
(D) nur 2, 3, 4 und 5 sind richtig
(E) 1-5 = alle sind richtig

37. Der Student Peter J. fühlt für seine Doktorarbeit in einigen Altersheimen seiner Universitätsstadt zunächst ein Diabetes-Screening bei den Bewohnern durch. Dabei werden die Probanden auch auf das Bestehen von möglichen Risikofaktoren bzw. Risikoindikatoren hin untersucht und die Ergebnisse der Untersuchung entsprechend protokolliert. 6 Monate später werden dieselben Probanden von Peter J. nachuntersucht. Welche der Aussagen zu dem Studiendesign seiner Doktorarbeit trifft vorrangig zu?

Es handelt sich um

(A) eine Kohortenstudie
(B) eine ökologische Studie
(C) eine Fall-Kontroll-Studie
(D) eine Interventionsstudie
(E) eine Querschnittsstudie

Lösung der Übungsaufgaben

29 (C) Bei einer Querschnittserhebung wird jedes Element des zu untersuchenden Kollektivs genau einmal untersucht.
Im Gegensatz dazu wird bei Längsschnitterhebungen oder Follow-up-Erhebungen derselbe Proband mehrfach untersucht, um den Langzeitverlauf beurteilen zu können. Dies ist zum Beispiel bei der Framingham-Studie der Fall.

30 (B) Wenn lediglich die Prävalenz festgestellt werden soll, dann geht es ausschließlich um die Beschreibung der vorhandenen Situation.

31 (C) Es handelt sich um eine Fall-Kontroll-Studie: zu jedem der 14 Fälle wurden verschiedene Kontrollen ausgewählt, die den Fällen in Bezug auf wichtige Einflussgrößen wie Alter und Beruf glichen. In einem zweiten Schritt wird verglichen, ob die Kontrollen den angeschuldigten Lösemitteln in gleicher Weise exponiert waren wie die Fälle.

32 (C) Um die Inzidenz zu bestimmen ist nur die Zahl der Neuerkrankungen und die zugrunde liegende Bevölkerungszahl maßgeblich. Es gibt 300 Neuerkrankungen bei einer Bevölkerung von 6 Millionen. Das sind 50 Neuerkrankungen auf eine Million Einwohner. Bezogen auf 100 000 Einwohner sind es 5.

33 (C) Bei der Inzidenzdichte wird der Nenner, also die zugrunde liegende Population, genau in dem Zeitraum, in dem die Neuerkrankungen auftreten, bestimmt.
Bei der kumulativen Inzidenz wird über einen längeren Zeitraum die Inzidenz an Neuerkrankungen registriert, die in dem ursprünglichen Kollektiv aufgetreten sind. Die Unterschiede zwischen beiden Begriffen sind nur marginal, es geht stets um den Quotienten aus Neuerkrankungen und den unter Risiko stehenden Personen. Die Inzidenzdichte ist die Momentaufnahme, die kumulative Inzidenz bertrachtet einen längeren Zeitraum.

34 (C) Bei dem ursprünglich von der Weltbank entwickelten Konzept der "Verlorenen Lebensjahre" geht es nicht nur um vorzeitigen Tod, sondern auch um Beeinträchtigungen durch chronische Krankheiten, die durch einen Faktor berücksichtigt werden, der sich nach dem Grad der Behinderung richtet.

35 (D) Im Jahresdurchschnitt waren 800 + 200 - 40 = 960 Personen erkrankt.
Die zugrunde liegende Bevölkerung beträgt 10 Millionen, d.h. für jeweils eine Million Menschen gab es 96 Kranke und für 100 000 Menschen 9,6.

36 (E) Unter Periodenprävalenz versteht man die durchschnittliche Prävalenz in einem bestimmten Zeitraum. In Abgrenzung dazu gibt es die Punktprävalenz und die Lebenszeitprävalenz.
Die unter (1) bis (5) genannten Aspekte beeinflussen die Zahl der im Zeitraum durchschnittlich erkrankten Menschen.

37 (A) Es handelt sich um eine Kohortenstudie: eine Gruppe von Probanden wird mehrfach untersucht.

Eine ökologische Studie ist eine epidemiologische Erhebung, die sich meistens mit der Erfassung von Risikofaktoren beschäftigt.
Bei einer Interventionsstudie greift der Untersucher in das Geschehen ein. Dies könnte zum Beispiel der Fall sein, wenn Peter J. eine Ernährungsberatung durchführen würde.
Bei einer Querschnittsstudie wird jedes Element der Grundgesamtheit genau einmal untersucht, z.B. um die Prävalenz einer Erkrankung festzustellen.

Übungsaufgaben

1. Ein statistischer Test

(A) prüft die klinische Relevanz von Untersuchungsergebnissen
(B) prüft, ob die untersuchten Stichproben repräsentativ für die Grundgesamtheit sind
(C) prüft, ob die Versuchsbedingungen eingehalten wurden
(D) prüft, ob ein Stichprobenergebnis mit der Nullhypothese verträglich ist
(E) prüft nur Mittelwertdifferenzen normal verteilter Zufallsvariablen auf statistische Signifikanz

2. Man will prüfen, ob sich die Medikamente A und B in der Wirkung unterscheiden. Was bedeutet die Nullhypothese in diesem Test?

(A) A ist besser als B.
(B) A ist schlechter als B.
(C) Zwischen A und B bestehen Unterschiede in der Wirkung.
(D) Zwischen A und B bestehen keine Unterschiede in der Wirkung.
(E) A und B sind überhaupt wirksam.

3. Dr. XY entscheidet sich regelmäßig bei einem zweifach gemessenen Nüchternblutzuckerwert von 6,7 mmol/l (120 mg %) oder mehr zu der Diagnose Diabetes mellitus. Bei diesem Vorgehen habe Dr. XY mit einem Anteil von 10 % falsch positiven Entscheidungen zu rechnen.

Diese Aussage besagt:

(A) Von den von Dr. XY als Diabetiker bezeichneten Patienten haben 10 % tatsächlich einen Diabetes mellitus.
(B) Bei dem beschriebenen Vorgehen haben alle Patienten mit einem Nüchternblutzucker über 6,7 mmol/l einen Diabetes mellitus.
(C) 10 % der von Dr. XY als gesund bezeichneten Patienten haben einen Diabetes mellitus, obwohl ihr Blutzuckerwert unter 6,7 mmol/l liegt.
(D) 10 % der von Dr. XY als Diabetiker bezeichneten Patienten haben keinen Diabetes mellitus, obwohl ihr Blutzuckerwert bei oder über 6,7 mmol/l liegt.
(E) Von den vom Dr. XY als gesund bezeichneten Patienten sind 10 % tatsächlich gesund, d.h. sie haben keinen Diabetes mellitus.

4. Ein statistischer Test dient

(A) zur Ermittlung des Betrags einer Differenz
(B) zum Prüfen der Nullhypothese
(C) zum Schätzen des Parameters
(D) zur Berechnung der Wahrscheinlichkeit der Nullhypothese
(E) zur Berechnung der Wahrscheinlichkeit der Alternativhypothese

5. Wann wird der Fehler 1. Art gemacht?

(A) Wenn H_0 zutrifft, aber verworfen wird.
(B) Wenn H_1 zutrifft, aber H_0 nicht verworfen wird
(C) Wenn H_0 nicht zutrifft, aber H_0 nicht verworfen wird.
(D) Wenn H_0 zutrifft und H_1 verworfen wird.
(E) Wenn H_1 zutrifft und H_0 verworfen wird.

6. Eine Irrtumswahrscheinlichkeit $a = 0{,}05$ bedeutet:

(A) H_1 wird mit der Wahrscheinlichkeit 0,05 nicht abgelehnt, wenn H_1 richtig ist.
(B) H_0 wird mit der Wahrscheinlichkeit 0,05 nicht abgelehnt, wenn H_0 richtig ist.
(C) H_0 wird mit der Wahrscheinlichkeit 0,05 nicht abgelehnt, wenn H_1 richtig ist.
(D) H_0 wird mit der Wahrscheinlichkeit 0,05 abgelehnt, wenn H_0 richtig ist.
(E) H_1 wird mit der Wahrscheinlichkeit 0,05 abgelehnt, wenn H_0 richtig ist.

7. Die klinische Prüfung eines neuen Medikaments B gegenüber einem Standardpräparat A ergab, dass der Unterschied bei einer Irrtumswahrscheinlichkeit von 5 % signifikant ist. Was bedeutet dieses Testergebnis?

(A) Bei gleicher Wirksamkeit beider Medikamente würde ein noch größerer Unterschied als der beobachtete nur mit einer Wahrscheinlichkeit kleiner als 5 % rein zufällig auftreten.
(B) Nur 5 % der Probanden zeigten unter der Behandlung mit B kein besseres Ergebnis als unter der Behandlung mit A.
(C) B wirkt nur mit einer Wahrscheinlichkeit von 5 % besser als A.
(D) In 5 % der zukünftigen Behandlungen wird B voraussichtlich nicht besser wirken als A.
(E) Die mittlere Wirksamkeit von B ist um 5 % höher als die von A.

8. Wird anstelle des Mittelwertes $\bar{x}$ ein Näherungswert x^* bei der Berechnung der Summe $\Sigma(x_i - \bar{x})^2$ der Abweichungsquadrate verwendet, erhält man anstelle der Standardabweichung s einen etwas größeren Wert. Diese Vergrößerung erzeugt einen

(A) Fehler 1. Art
(B) Fehler 2. Art
(C) systematischen Fehler
(D) zufälligen Fehler
(E) Stichprobenfehler

9. Wenn wir als Nullhypothese die Hypothese bezeichnen, dass ein Patient gesund ist, dann entspricht der Wahrscheinlichkeit für „falsch negativ“, d.h. irrtümlich als gesund eingestuft:

(A) die Wahrscheinlichkeit für den Fehler 2. Art
(B) die Wahrscheinlichkeit, die Nullhypothese zu Recht anzunehmen
(C) die Wahrscheinlichkeit, die Nullhypothese zu Recht zu verwerfen
(D) die Irrtumswahrscheinlichkeit α
(E) keine der genannten Wahrscheinlichkeiten

10. Welche Aussage trifft zu?

(A) Bei einseitigem Test wird geprüft, ob die Differenz zwischen beiden Vergleichsgruppen Null oder negativ (positiv) ist, gegen die Alternative, dass sie positiv (negativ) ist. Die Möglichkeit, dass sie ein entgegengesetztes Vorzeichen hat, bleibt außer Betracht.
(B) Man soll immer einseitig prüfen, weil dies präziser ist als die doppelseitige Prüfung.
(C) Bei doppelseitigem Test werden der Fehler α und der Fehler β berücksichtigt, bei einseitigem Test nur α.
(D) Bei einseitigem Test ist die Alternativhypothese genau dieselbe wie beim zweiseitigen Test, lediglich das statistische Modell wird einseitig betrachtet.
(E) Ein signifikantes Ergebnis wird beim doppelseitigen Test doppelt so leicht erreicht wie beim einseitigen Test, da man beide Seiten der Verteilung betrachtet.

11. In welcher der folgenden Fragen liegt für den durchzuführenden statistischen Test eine zweiseitige Fragestellung vor?

(A) Gibt es einen Mittelwertunterschied beim Vergleich der Blutdrucksenkung in zwei therapeutischen Vergleichsreihen mit den Antihypertonika A und B?
(B) Hat Zytostatikum X eine Wachstumsverzögerung eines Tumortyps gegenüber einer Kontrollreihe ohne diese Behandlung zur Folge?
(C) Senkt ein Medikament Y die Kreatininwerte stärker als ein Vergleichspräparat Z?
(D) Sind die Heilungschancen mit Medikament C größer als die mit Medikament D?
(E) Ist unter der Therapie mit einem Antirheumatikum R1 die Häufigkeit einer Darmblutung größer als die mit dem Präparat R2?

Lösung der Übungsaufgaben

1 (D) Wenn z.B. die Versuchsbedingungen nicht eingehalten wurden oder die untersuchten Stichproben nicht repräsentativ für die Grundgesamtheit sind, bleibt das errechnete Ergebnis des Signifikanztests hiervon unberührt. Allerdings wird die Aussagekraft des Ergebnisses eingeschränkt.

2 (D) Die Nullhypothese H_0 lautet: „Zwischen A und B bestehen keine Unterschiede in der Wirkung.“

3 (D) 10 % der Patienten, die als positiv, d.h. als Diabetiker eingestuft werden, werden falsch eingestuft, d.h. sie haben keinen Diabetes mellitus. Der Vorhersagewert der von Dr. XY gestellten Diagnose „Diabetiker“ beträgt 90 %.

4 (B) Die Plausibilität (Glaubwürdigkeit, Annehmbarkeit) der Nullhypothese wird überprüft, indem errechnet wird, mit welcher Wahrscheinlichkeit sich die vorliegenden Daten ergeben könnten, wenn H_0 zutrifft.

5 (A) Siehe Aufgabe 4.

6 (D) (s. S. 185 ff. des Lehrbuches)

7 (A) (s. S. 185 ff. des Lehrbuches)

8 (C) Es handelt sich deshalb um einen systematischen Fehler, weil alle Werte in derselben Richtung verändert werden. Der Begriff Fehler 1. Art bzw. Fehler 2. Art ist hier unpassend, weil kein Entscheidungsprozess durchgeführt wird.

9 (A) Der Patient ist in Wirklichkeit krank (positiv). „Falsch negativ“ bedeutet demnach eine irrtümlicherweise abgelehnte Alternativhypothese, also einen Fehler 2. Art (β-Fehler).

10 (A) Im Gegensatz dazu besagt die Alternativhypothese beim zweiseitigen Test, dass die Differenz entweder positiv oder negativ ist. Beim einseitigen Test erhält man eher ein signifikantes Ergebnis.

11 (A) Bei Frage (A) wird nur nach dem Mittelwertunterschied gefragt. Damit handelt es sich um einen zweiseitigen Test. Der Mittelwertsunterschied kann positiv oder negativ sein.

Übungsaufgaben

12. Es sei folgende Teststrategie gegeben:

Ein statistischer Test soll mit einem Stichprobenumfang von n auf dem Signifikanzniveau α durchgeführt werden. Kann die Nullhypothese nicht verworfen werden, dann soll eine weitere Stichprobe vom Umfang n gezogen und der Test mit dem Stichprobenumfang $2n$ auf dem Signifikanzniveau α wiederholt werden.

Dann ist die Wahrscheinlichkeit für den Fehler 1. Art bei dieser Strategie stets

(A) gleich α/n
(B) gleich $\alpha/2$
(C) gleich α^2
(D) gleich $1 - \alpha$
(E) größer gleich α

13. Die klinische Prüfung eines neuen Medikaments B gegenüber einem Standardpräparat A ergab, dass der Unterschied bei einer Irrtumswahrscheinlichkeit von 5 % signifikant ist. Was bedeutet dieses Testergebnis?

(A) Bei gleicher Wirksamkeit beider Medikamente würde ein noch größerer Unterschied als der beobachtete nur mit einer Wahrscheinlichkeit kleiner als 5 % rein zufällig auftreten.
(B) Nur 5 % der Probanden zeigten unter der Behandlung mit B kein besseres Ergebnis als unter Behandlung mit A.
(C) B wirkt nur mit einer Wahrscheinlichkeit von 5 % besser als A.
(D) In 5 % der zukünftigen Behandlungen wird B voraussichtlich nicht besser wirken als A.
(E) Die mittlere Wirksamkeit von B ist um 5 % höher als die von A.

14. In einer Studie wurde untersucht, ob es einen Zusammenhang zwischen dem Auftreten tödlich verlaufender Herzinfarkte und der Influenzavirusinfektion gibt. Es zeigte sich, dass die Zahl tödlicher Herzinfarkte während einer Grippewelle um ca. 30 % ansteigt. Die Odds-Ratio wurde berechnet mit 1,18 bei einem 95-%-Konfidenzintervall von 0,97 bis 1,26.

Was besagt diese Angabe des Konfidenzintervalles am ehesten?

Das 95-%-Konfidenzintervall besagt, dass

(A) für 95 % der an Grippe erkrankten Personen das Risiko eines tödlichen Herzinfarktes zwischen 0,97 und 1,26 liegt .
(B) 0,97 bis 1,26 % der an Grippe erkrankten Personen einen tödlichen Herzinfarkt erleiden.
(C) der wahre Wert der Odds-Ratio mit 95 %iger Sicherheit in dem Intervall von 0,97 bis 1,26 enthalten ist.
(D) die 30 %ige Steigerung der Herzinfarktzahlen mit einer Wahrscheinlichkeit von 0,97 bis 1,26 auf die Infektion mit dem Grippevirus zurückzuführen ist.
(E) mit einer Irrtumswahrscheinlichkeit von 5 % ein kausaler Zusammenhang zwischen Grippeerkrankung und tödlichem Herzinfarkt besteht.

15. An der Universität B. wird über einen Zeitraum von 10 Jahren untersucht, wie sehr Ehefrauen zigarettenrauchender Männer durch das Passivrauchen der Gefahr eines Lungenkrebses ausgesetzt sind. Für die passivrauchenden Ehefrauen ergab sich gegenüber einer Vergleichsgruppe von nicht-passivrauchenden Ehefrauen ein relatives Risiko von 1,3. Das 95-%-Konfidenzintervall wurde mit 0,99 bis 1,68 angegeben.

Was besagt diese Angabe des Konfidenzintervalles am ehesten?

Das 95-%-Konfidenzintervall besagt, dass

(A) der wahre Wert für das relative Risiko mit 95 %iger Sicherheit in diesem Intervall von 0,99 bis 1,68 enthalten ist.
(B) für 95 % der Ehefrauen das individuelle Karzinom-Risiko aufgrund ihres Passivrauchens zwischen 0,99 und 1,68 liegt.
(C) mit einer Irrtumswahrscheinlichkeit von 5 % ein statistischer Zusammenhang zwischen Passivrauchen und Lungenkrebs besteht.
(D) mit einer Irrtumswahrscheinlichkeit von 5 % kein statistischer Zusammenhang zwischen Passivrauchen und Lungenkrebs besteht.
(E) die individuellen relativen Risiken der passivrauchenden Ehefrauen mit 95 % Sicherheit in diesem Intervall enthalten sind.

Lösung der Übungsaufgaben

12 (E) Bei der Festlegung des kritischen Wertes für ein bestimmtes α geht man davon aus, dass zu einem vorher festgelegten Zeitpunkt eine Auswertung durchgeführt wird und dass man nicht ständig Zwischenauswertungen durchführt und den Versuch in dem Moment abbricht, in dem die Daten mehr oder weniger zufälligerweise die Signifikanzgrenze überschritten haben. Bei einem solchen Vorgehen wäre der tatsächliche Fehler 1. Art höher als der angegebene α-Wert, d. h. man würde bei tatsächlich zutreffender Nullhypothese öfter ein signifikantes Ergebnis erhalten als der α-Wert angibt.

13 (A) Ein statistischer Test geht von der Nullhypothese aus und gibt an, ob sich bei Gültigkeit der Nullhypothese die vorliegenden Ergebnisse oder noch extremere mit der Irrtumswahrscheinlichkeit α einstellen könnten. Nullhypothese heißt in diesem Fall Gleichwertigkeit der Medikamente.

14 (C) Der beobachtete Anstieg von 30 % der Herzinfarkte während der Grippewelle kann theoretisch nur Ausdruck der üblichen Schwankungsbreite der Häufigkeit von Herzinfarkten sein. Um den Zusammenhang zwischen Herzinfarkten und Grippe zu untersuchen, wurde die Odds Ratio berechnet. Der Wert von 1,8 spricht dafür, dass die Infarkte während einer Grippewelle gehäuft auftreten. Das 95-%-Konfidenzintervall der Odds Ratio reicht von 0,97 bis 1,26 und umfasst damit die 1. Eine Odds Ratio von 1 besagt, dass kein Zusammenhang zwischen Grippe und Herzinfarkten besteht. Ausgehend von einem α Fehler von 5 %, d.h. einem Konfidenzintervall von 95 %, können wir deshalb nicht ausschließen, dass der beobachtete Anstieg der Herzinfarkte nur zufälligerweise entstanden ist.

15 (A) Das relative Risiko für die passivrauchenden Ehefrauen, an Lungenkrebs zu erkranken, ist mit 1,3 gegenüber den nicht passivrauchenden Ehefrauen deutlich erhöht.
Das 95-%-Konfidenzintervall dieses relativen Risikos reicht von 0,99 bis 1,68 und umfasst deshalb auch die Zahl 1. Eine relatives Risiko von 1 bedeutet, dass die untersuchte Exposition das Risiko nicht erhöht, also ungefährlich ist. Aus diesem Grunde reichen die beobachteten Daten nicht aus, die Nullhypothese, dass alles nur ein Produkt des Zufalls sei, zu verwerfen.
Würde das Konfidenzintervall erst bei 1,01 beginnen, könnte man die Nullhypothese verwerfen.

Übungsaufgaben

16.1 Auswahl des Testverfahrens

1. Um den Einfluss des Tropenklimas auf die Größe der roten Blutkörperchen zu prüfen, wurden von einem in den Tropen aufgewachsenen Europäer und seinem stets in Deutschland lebenden Bruder jeweils 400 Blutkörperchen ausgemessen.

   Welcher Test ist zur Prüfung der Hypothese, dass das Tropenklima keinen Einfluss auf die Größe der roten Blutkörperchen hat, geeignet?

(A) ein Unabhängigkeitstest (Prüfung der Unabhängigkeit der Größe der Blutkörperchen vom Tropenklima)
(B) ein Zweistichprobentest, weil es sich um zwei verschiedene Personen handelt
(C) ein Zweistichprobentest mit paarigen Beobachtungen, weil die Personen verwandt sind
(D) ein Anpassungstest
(E) kein Test, weil ein Test nur eine Aussage über diese beiden Personen zuließe

2. Medikament *A* steht im Verdacht, Leberschäden zu verursachen. Daher wurden 20 Patienten mit Therapie *A* und 20 Patienten mit der Standardtherapie *B* nach einer Randomisierung unter Doppelblindbedingungen behandelt. Gemessen wurde das Ferment 7-GT im Serum. Die Verteilung dieser Messgröße in der Grundgesamtheit ist nicht bekannt. Welcher statistische Test ist geeignet?

(A) *t*-Test für paarige Stichproben
(B) Test auf lineare Regression
(C) Wilcoxon-Test für unverbundene Stichproben
(D) Wilcoxon-Test für paarige Stichproben
(E) keiner der genannten Tests

3. Ein Medikament gegen Kopfschmerz soll auf seine Wirksamkeit geprüft werden. Von 36 Probanden mit leichten Kopfschmerzen erhalten 18 durch Zufallszuteilung das Präparat, 18 ein Placebo.
   Von der Gruppe mit Präparat geben 14 eine Besserung an, von der Kontrollgruppe 8.
   Welcher Test ist zur statistischen Prüfung geeignet?

(A) Vorzeichentest
(B) *t*-Test
(C) Wilcoxon-Test für unverbundene Stichproben
(D) Wilcoxon-Test für verbundene Stichproben
(E) χ^2-Test

4. Gegen ein seltenes Leiden seien Medikamente *A* und *B* vorgeschlagen, die aber beide denselben unerwünschten Nebeneffekt hervorrufen können. Von insgesamt 30 Patienten wurden streng zufällig je 15 mit *A* bzw. *B* behandelt. Dabei trat in der *A*-Gruppe bei 10 Personen, in der *B*-Gruppe nur bei 4 Personen der Nebeneffekt auf. Zur Prüfung, ob *B* weniger bedenklich ist als *A*, eignet sich

(A) der Vorzeichentest
(B) der *t*-Test mit paarigen Beobachtungen
(C) der Vierfeldertest
(D) der *F*-Test
(E) keiner der vorgenannten Tests

5. An einer größeren Klinik sind seit 1970 zwei verschiedene Therapiearten des Morbus Hodgkin üblich. 1973 beobachtet Dr. XY, dass von 30 Patienten mit der Therapie *A* noch 14 Patienten leben, von 34 Patienten mit der Therapie *B* jedoch noch 29 Patienten. Die Versuchsplanung schloss eine Zufallszuteilung ein, ein Blindversuch war nicht möglich. Um zu prüfen, ob die Therapie *B* besser ist als die Therapie *A*, verwendet Dr. XY am besten

(A) den Vorzeichentest
(B) den χ^2-Test
(C) den *t*-Test für unverbundene Stichproben
(D) den *t*-Test für paarige Stichproben
(E) den *F*-Test

6. Mit dem Vorzeichentest kann folgende Hypothese geprüft werden:

(A) Zweistichprobenhypothese (unverbunden)
(B) Zweistichprobenhypothese (paarig)
(C) Mehrstichprobenhypothese
(D) Vorliegen einer Normalverteilung
(E) Unabhängigkeit in einer Kontingenztafel

7. Der *t*-Test für unverbundene Stichproben prüft, ob

(A) Normalverteilung vorliegt
(B) Unabhängigkeit vorliegt
(C) die Varianzen gleich sind
(D) die Erwartungswerte gleich sind
(E) die Korrelationen gleich sind

8. Bei zehn Versuchstieren wurden am ersten und fünften Tag nach Applikation eines Therapeutikums die Erythrozytenzahl im peripheren Blut gezählt. Es soll geprüft werden, ob ein Unterschied in der Erythrozytenzahl im Blut zwischen dem ersten und fünften Tag besteht.

   Wenn hier der *t*-Test für verbundene Stichproben angewandt werden soll, müssen die pro Versuchstier berechneten Differenzen

(A) quantitativ diskret verteilt sein
(B) ordinal verteilt sein

(C) normalverteilt sein
(D) einer χ^2-Verteilung folgen
(E) am fünften Tag unabhängig von den Daten am ersten Tag sein

9. *k* Patienten werden vor der Operation und an drei verschiedenen Zeitpunkten nach der Operation untersucht. Die Messung vor der Operation wird mit der größten der drei Messungen nach der Operation verglichen und eine „Besserung“ festgestellt, wenn die Differenz zum Ausgangswert positiv war.

   Welche Wahrscheinlichkeit *P* hat eine derartige „Besserung“ bei Vorliegen der Nullhypothese, dass die Operation keinen Einfluss auf das Merkmal hat?

(A) 0
(B) $0 < P < ½$
(C) ½
(D) $½ < P < 1$
(E) 1

10. In einer klinischen Untersuchung soll die Wirkung eines neuen Tranquilizers gegen ein Placebo getestet werden. Dazu wird jedem Patienten sowohl das neue Medikament als auch das Placebo jeweils eine Woche lang gegeben. Es wird ausgelost, ob erst das Placebo oder erst das Medikament gegeben wird. Zwischen beiden Behandlungen wird eine Pause von einer Woche gemacht. Am Ende jeder Behandlungswoche soll der Patient einen Fragebogen ausfüllen, aufgrund dessen der Behandlungserfolg auf einer Skala mit Werten von 0 bis 10 festgehalten wird.

    Welcher statistische Test ist am besten geeignet?

(A) Vierfeldertest
(B) Gauß-Test
(C) *t*-Test für unverbundene Stichproben
(D) Vorzeichentest
(E) χ^2-Test

Lösung der Übungsaufgaben

1 (E) Daten, die an nur wenigen Patienten erhoben wurden, sind nicht verallgemeinerungsfähig, sondern können lediglich Hinweise liefern, die an anderen Patienten überprüft werden müssen, bevor man verallgemeinerungsfähige Schlüsse ziehen kann.

2 (E) Bei der Untersuchung einer eventuellen Nebenwirkung ist nicht ersichtlich, warum doppelblind getestet wird und welchen Zweck die Vergleichsgruppe hat.

3 (E) χ^2 ist die Prüfgröße des Vierfeldertests, s.S. 192 und S. 200 f. im Lehrbuch.

4 (C) Wir haben zwei unverbundene Stichproben mit einer dichotomen Zielgröße (s.S. 192 im Lehrbuch).

5 (B) Es sind zwei unverbundene Stichproben, die Zielgröße ist dichotom (tot/lebend). Siehe Tabelle Seite 192 im Lehrbuch; sofern die Überlebenszeiten bekannt sind, wäre der Logranktest (s.S. 208 ff.) vorzuziehen. Angesichts der Zahlen und der langen Beobachtungszeit scheint die Beobachtung von Dr. XY vielversprechend.

6 (B) Beim Vorzeichentest gibt es zwei verbundene (paarige) Stichproben, z.B. linker und rechter Arm, und es wird ermittelt, wie oft die besseren Ergebnisse auf dem linken Arm und wie oft auf dem rechten Arm zu finden sind. Aus diesen Zahlen wird die Testgröße χ^2 berechnet. Näheres s. S. 192 und 200 im Lehrbuch.

7 (D) (s.S. 195 f.)

8 (C) Die Voraussetzung für die Anwendung des *t*-Tests besteht darin, dass die Werte der Stichprobe normalverteilt sind.

9 (D) Weil nach der Operation drei Messungen durchgeführt werden, wobei nur der größte Wert zählt, vor der Operation aber nur eine Messung, wird die Situation nach der Operation günstiger bewertet.
Deshalb sind bei tatsächlicher Unwirksamkeit der Operation (Gültigkeit der Nullhypothese) nach der Operation bessere Ergebnisse zu erwarten als vor der Operation.

10 (D) Es ist sinnvoll, für jeden Patienten getrennt festzustellen, ob das Placebo oder der neue Tranquilizer wirkungsvoller war. Man kann davon ausgehen, dass z.B. der Punktwert der ersten Messung für denselben Patienten vergleichbar ist mit dem Punktwert der zweiten Messung, so dass man feststellen kann, ob bei einem bestimmten Patienten der Tranquilizer wirksamer war als das Placebo oder umgekehrt. Als Test steht der Vorzeichentest zur Verfügung.
Hierbei wird allerdings nicht berücksichtigt, um wie viele Skaleneinheiten der Tranquilizer dem Placebo über- oder unterlegen war. Aus statistischer Sicht ist die Benutzung des aus dem Fragebogen errechneten Punktewertes von 0 bis 10 sehr problematisch, weil nicht geklärt ist, ob z.B. der Wert 3 bei einem Patienten mit dem Wert 3 bei einem anderen Patienten vergleichbar ist. Bei der Messung eines so komplexen und vielschichtigen Sachverhaltes wie dem psychischen Befinden sind größte Zweifel angebracht. Die Psychologen fordern, dass von jeder Messgröße vor ihrer Interpretation die Validität (Aussagekraft, d.h. ob gemessen wird, was gemessen werden soll), die Objektivität (Unabhängigkeit des Messergebnisses vom Untersucher) und die Reliabilität (Messgenauigkeit) untersucht werden.

Übungsaufgaben

11. Ein Schnupfenvorbeugungspräparat soll auf seine Wirksamkeit geprüft werden. Nach zufälliger Zuordnung werden 16 Personen mit dem Präparat behandelt und mit einer Kontrollgruppe von 24 unbehandelten Personen verglichen. Von der Kontrollgruppe bekamen 16, von den behandelten Personen nur vier einen Schnupfen.

    Welcher Test sollte zur Prüfung der Wirksamkeit des Mittels angewandt werden

(A) Vorzeichentest
(B) Vierfeldertest
(C) *F*-Test
(D) *t*-Test für unverbundene Stichproben
(E) Wilcoxon-Test

12. Bevor ein statistischer Test durchgeführt wird, muss

(1) die Nullhypothese formuliert werden
(2) die Alternativhypothese formuliert werden
(3) der kritische Wert für den Fehler 1. Art festgesetzt werden
(4) der kritische Wert für den Fehler 2. Art festgelegt werden
(5) überprüft werden, ob das dem Test zugrunde liegende mathematische Modell eine geeignete Beschreibung der tatsächlich vorliegenden Verhältnisse ist.

(A) nur 1 und 3 sind richtig
(B) nur 1, 2 und 3 sind richtig
(C) nur 1, 2 und 5 sind richtig
(D) nur 1, 2, 3 und 5 sind richtig
(E) 1 bis 5 = alle sind richtig

13. Zur Bestimmung des kritischen Wertes nach Festlegung der Irrtumswahrscheinlichkeit benötigt man die Verteilung

(A) des kritischen Wertes
(B) der Prüfgröße unter der Nullhypothese
(C) der Prüfgröße unter der Alternativhypothese
(D) des Fehlers 1. Art
(E) der Nullhypothese

14. Liegt das Prüfmaß im Annahmebereich der Prüfmaßverteilung, so formuliert man:

(A) Die Nullhypothese kann nicht verworfen werden.
(B) Die Nullhypothese ist richtig.
(C) Die Nullhypothese ist falsch.
(D) Die Nullhypothese ist bewiesen.
(E) Es wurde ein Fehler 1. Art gemacht.

16.2 Tests auf Lageunterschiede

15. Der *t*-Test für unabhängige Stichproben und der Vierfeldertest zum Vergleich zweier Stichproben setzen beide voraus:

(A) normalverteilte Beobachtungen
(B) qualitative Beobachtungen
(C) bekannte Varianzen
(D) Verteilungsunabhängigkeit
(E) unpaarige Beobachtungen

16. Ein Medikament wurde im Vergleich zu einem Placebo an je 25 Patienten hinsichtlich seiner Wirkung auf die Diurese untersucht. Da es sich um 2 Gruppen zu je 25 Patienten, also insgesamt um 50 verschiedene Patienten handelte, wurde ein *t*-Test für unverbundene Stichproben gerechnet.
    Beim Nachschlagen in der *t*-Tabelle ist folgender Freiheitsgrad einzusetzen:

(A) 23
(B) 24
(C) 25
(D) 48
(E) 49

17. Welche Aussage über den *t*-Test für paarige Stichproben trifft **nicht** zu?

(A) Es wird vorausgesetzt, dass die einzelnen Differenzen unabhängig sind.
(B) Es wird vorausgesetzt, dass die einzelnen Differenzen Realisationen normalverteilter Zufallsvariablen mit derselben Varianz sind.
(C) Der Umfang der beiden Stichproben muss gleich sein.
(D) Die Anzahl der Freiheitsgrade hängt vom Stichprobenumfang ab.
(E) Die Nullhypothese macht eine Aussage über die Varianz der zugrunde liegenden Verteilung.

18. Die Normalverteilung ist Voraussetzung beim

(A) Vorzeichentest
(B) χ^2-Test für die Vierfeldertafel
(C) Wilcoxon-Test
(D) *t*-Test
(E) Keine der Aussagen (A) bis (D) trifft zu.

19. Welche Aussage trifft **nicht** zu?

    Bei Vorliegen von normalverteilten Beobachtungen kann der *t*-Test verwendet werden zur Prüfung der Hypothese, dass

(A) zwei Varianzen gleich sind
(B) zwei Erwartungswerte gleich sind

(C) der Korrelationskoeffizient 0 ist
(D) der Regressionskoeffizient 0 ist
(E) der Erwartungswert 0 ist

20. Es soll ein t-Test für zwei unverbundene Stichproben mit Stichprobenumfängen n_1 und n_2 durchgeführt werden. Welche der folgenden Voraussetzungen ist nötig?

(A) t-Verteilung der beiden Grundgesamtheiten
(B) Die Stichprobenvarianzen s_1^2 und s_2^2 müssen gleich sein.
(C) Die Stichprobenumfänge n_1 und n_2 müssen gleich sein.
(D) Die Varianzen der Grundgesamtheiten σ_1^2 und σ_2^2 müssen bekannt sein.
(E) Die Varianzen der Grundgesamtheiten σ_1^2 und σ_2^2 müssen gleich sein.

21. Die Wahrscheinlichkeit für den **Fehler 2. Art** bei der Prüfung der Differenz zweier Mittelwerte bei paarigen Beobachtungen mit Hilfe des t-Tests wird **größer**, wenn alle übrigen Größen gleich bleiben, aber

(A) der Stichprobenumfang größer wird
(B) die Irrtumswahrscheinlichkeit α größer wird
(C) die Differenz $\mu_0 - \mu_1$ größer wird
(D) die Varianz σ^2 größer wird
(E) die Varianz σ^2 kleiner wird

Lösung der Übungsaufgaben

11 (B) Aus den Daten lässt sich folgende Vierfeldertafel erstellen:

	Vorbeuge-präparat	Kontroll-gruppe	Zeilen-summe
kein Schnupfen	12	8	20
Schnupfen	4	16	20
Spaltensumme	16	24	40

Hieraus errechnet sich das Prüfmaß χ^2 als:

$$\chi^2 = \frac{(4 \cdot 8 - 16 \cdot 12)^2 \cdot 40}{16 \cdot 24 \cdot 20 \cdot 20} = 6{,}67$$

H_0 wird verworfen, wenn χ^2 größer als der in Tabelle VI im Anhang tabellierte kritische Wert für einen Freiheitsgrad ist. Für $\alpha = 0{,}05$ gilt ein Wert von 3,84, so dass die Nullhypothese verworfen werden kann.

12 (D) Für den Fehler 2. Art existiert kein kritischer Wert. Es lässt sich auch nicht immer genau sagen, wie groß der Fehler 2. Art ist, denn dazu müsste man wissen, wie groß der tatsächliche Unterschied ist. Man macht einen Test aber, um zu ermitteln, ob der Unterschied überhaupt besteht.

13 (B) Die Verteilung der Prüfgröße unter der Nullhypothese umfasst alle Werte, die die Prüfgröße bei Gültigkeit der Nullhypothese in $(1 - \alpha) \cdot 100\,\%$ der Fälle höchstens annimmt.

14 (A) Wenn die Prüfgröße jedoch außerhalb des Annahmebereiches der Prüfmaßverteilung liegt, so ist das Vorliegen der Nullhypothese unwahrscheinlich: H_0 wird in diesem Fall verworfen, weil bei Gültigkeit von H_0 die Prüfgröße nur in α % der Fälle so extreme Werte aufweist.

15 (E) Bei paarigen Beobachtungen würde man den t-Test für verbundene Stichproben bzw. den Vorzeichentest verwenden.

16 (D) Beim t-Test für unverbundene Stichproben mit den Umfängen n_1 und n_2 errechnet sich der Freiheitsgrad f als $f = n_1 + n_2 - 2$ (s. S. 196 im Lehrbuch).

17 (E) Die Nullhypothese H_0 besagt, dass der Erwartungswert der Differenzen den Wert Null hat.

18 (D) s. S. 194 im Lehrbuch

19 (B) Der t-Test prüft, ob die beobachtete Differenz der Mittelwerte zufallsbedingt ist.

20 (E) Die Varianzen in den Grundgesamtheiten müssen gleich sein. Es ist nicht notwendig, dass sie bekannt sind. Bei der Errechnung der Testgröße benutzt man die aus den Stichproben errechnete Varianz der Mittelwertdifferenz.

21 (D) Der Fehler 2. Art (β-Fehler) für die Ablehnung der Alternativhypothese, obwohl diese zutrifft, ist umso größer, je kleiner der Stichprobenumfang ist, je kleiner α ist, je kleiner die tatsächliche Differenz $\mu_0 - \mu_1$ ist und je größer die Streuung der Messwerte ist.

Übungsaufgaben

22. In welchem der folgenden Fälle ist die Auswertung nach Zweistichprobentests mit je n unverbundenen Beobachtungen angebracht?

(A) Um zu prüfen, ob im pH-Wert des Urins Unterschiede zwischen Männern und Frauen bestehen, wurden n Männer und n Frauen untersucht.
(B) Um zu prüfen, ob im pH-Wert des Blutes individuelle Unterschiede bestehen, wurden $2n$ Versuchspersonen gemessen und nach der Größe ihres pH-Wertes in zwei gleich große Gruppen eingeteilt (am Median der Verteilung dichotomisiert).
(C) Um die Wirksamkeit eines blutdrucksenkenden Mittels A zu prüfen, wurde n Personen Medikament A während der Kur verabreicht und bei jedem Patienten der Blutdruck vor Beginn und am Ende der Kur gemessen.
(D) Zur Prüfung der Wirksamkeit zweier blutdrucksenkender Mittel A und B wurde an einem Patienten A und seinem ebenfalls an Hochdruck leidenden eineiigen Zwillingsbruder das Medikament B verabfolgt und jeder Patient an n verschiedenen Tagen gemessen.
(E) Zur Prüfung der Wirksamkeit eines Medikaments wurden bei einem Patienten n Messungen vor und n Messungen nach Einnahme des Medikaments durchgeführt.

23. Bei einer bestimmten Erkrankung wurde bis 1981 Therapie A eingesetzt. Sie führte 1980 bei 15 der 83 behandelten Patienten (18 %) zur Heilung. Eine 1981 bei 75 behandelten Patienten eingesetzte neue Therapie B mit einem verbesserten Wirkungsmechanismus führte bei 60 Patienten (80 %) zur Heilung. Ein mit diesen Daten durchgeführter χ^2-Test ergibt eine Prüfgröße von 60,59. Das Quantil $x_{0,001}$ der χ^2-Verteilung ist 10,83.

Aus diesen Ergebnissen folgt :

(A) Hätte man die gleichen Ergebnisse bei einer kontrollierten klinischen Therapiestudie erhalten, dann wäre damit der statistische Nachweis der Abhängigkeit von „Therapieerfolg" und „Therapie" gelungen.
(B) Die Unterschiede im Therapieerfolg sind augenscheinlich, stehen aber unter dem Vorbehalt, dass hier lediglich eine historische Kontrolle durchgeführt wurde.
(C) Vor einem endgültigen Übergang von Therapie A zu Therapie B muss eine kontrollierte klinische Therapie durchgeführt werden, da die genannten Ergebnisse nicht auf einer randomisierten Zuteilung beruhen.
(D) Die verbesserte Wirksamkeit von Therapie B gegenüber Therapie A ist durch die klinischen Ergebnisse überzeugend bestätigt worden. Eine nachfolgende klinische Therapiestudie wäre ethisch nicht vertretbar.
(E) Das Ergebnis des χ^2-Tests ohne Randomisierung hat keine Beweiskraft. Die Interpretation der Versuchsergebnisse im Sinne einer Überlegenheit der Therapie B ist jedoch zulässig.

24. Welche der folgenden Verteilungen ist nicht symmetrisch?

(A) Normalverteilung
(B) t-Verteilung
(C) Gleichverteilung
(D) Binomialverteilung mit $p = ½$
(E) χ^2-Verteilung

25. Welche der Zufallsvariablen mit den folgenden Verteilungsfunktionen kann nur endlich viele verschiedene Werte annehmen?

(A) Binomialverteilung
(B) Normalverteilung
(C) t-Verteilung
(D) χ^2-Verteilung
(E) Standardnormalverteilung

26. Beim Vergleich der Wirkung zweier Hautsalben wird jeweils das rechte und das linke Bein von Versuchspersonen behandelt und die Differenz der Wirkung festgestellt. Zur Prüfung soll der Vorzeichentest angewendet werden. Die Fälle, bei denen kein Unterschied aufgetreten ist, werden dabei

(A) auf die positiven und negativen Differenzen zufällig verteilt
(B) auf die positiven und negativen Differenzen je zur Hälfte verteilt
(C) auf die positiven und negativen Differenzen anteilsmäßig verteilt
(D) nicht berücksichtigt
(E) Der Vorzeichen-Test kann in diesem Fall nicht durchgeführt werden, weil er stetige Zufallsvariablen voraussetzt, bei der die Differenz 0 praktisch nicht auftritt.

27. Um zu prüfen, ob zwischen zwei Krankheiten K_1 und K_2 Unterschiede im Blutdruck bestehen, geht man wie folgt vor:

(A) Blutdruckmessung bei je 100 Kranken mit K_1 und K_2. Bildung der Differenz der Blutdruckwerte zwischen jeweils den ersten, zweiten usw. Patienten. Prüfung, ob Mittelwert der Differenzen von 0 verschieden ist.
(B) Vergleich der Blutdruckmittelwerte für die Patienten mit K_1 und K_2 mit Zweistichprobentest.
(C) Messung des Blutdruckes 100-mal bei je einem Patienten mit K_1 und K_2 und Vergleich der Mittelwerte mit Zweistichprobentest.
(D) Messung des Blutdruckes bei 100 Männern mit K_1 und 100 Frauen mit K_2, um die Geschlechter gleichmäßig zu berücksichtigen, und Mittelwertsvergleich durch Zweistichprobentest.
(E) Keine der beschriebenen Vorgehensweisen ist geeignet.

28. In einer Poliklinik messen die Ärzte auslesefrei bei 100 aufeinanderfolgenden Frauen, die orale Kontrazeptiva einnehmen, den systolischen Blutdruck; ebenso bei 50 aufeinanderfolgenden Frauen einer Kontrollgruppe, die keine oralen Kontrazeptiva verwenden. In der Kontrollgruppe beträgt der höchste gemessene Wert 160 mmHg. 6 Frauen, die Kontrazeptiva einnehmen, haben Werte über 160 mmHg. Die Altersverteilung in beiden Gruppen ist, von Zufallsschwankungen abgesehen, gleich. Der Unterschied zwischen beiden Gruppen

(1) legt nahe, dass die Einnahme oraler Kontrazeptiva den systolischen Blutdruck erhöht
(2) kann mit der unterschiedlichen Gruppengröße zusammenhängen
(3) ist z.T. darauf zurückzuführen, dass die Spannweite im Allgemeinen mit dem Umfang der Stichprobe wächst
(4) muss vor weiteren Interpretationen darauf getestet werden, ob er noch zufällig ist

(A) nur 1 ist richtig
(B) nur 3 ist richtig
(C) nur 4 ist richtig
(D) nur 2 und 3 sind richtig
(E) nur 2, 3 und 4 sind richtig

16.3 Vergleich mehrerer Stichproben

29. Welche Aussage trifft **nicht** zu?
Beim Testen mehrerer Stichproben mit der Varianzanalyse gelten folgende Voraussetzungen:

(A) gleiche Stichprobenumfänge
(B) gleiche Varianzen
(C) Normalverteilung
(D) Unabhängigkeit der Beobachtungen
(E) quantitative Merkmale

Lösung der Übungsaufgaben

22 (A) (B) ist unsinnig, weil nach Vorliegen der Ergebnisse künstlich Stichproben gebildet wurden. Bei (B) wäre es sinnvoller, Normbereiche und eventuell auch Quantile oder Perzentile zu bestimmen. Bei (C) kann man die Wirkung der Kur nicht von der Wirkung des Medikaments trennen, weil eine Vergleichsgruppe fehlt. Bei (D) und (E) bezieht sich die Aussage nur auf ein oder zwei Patienten und kann deshalb nicht verallgemeinert werden.

23 (B) Ob angesichts dieser Ergebnisse eine randomisierte klinische Studie ethisch vertretbar wäre, hängt von einer Reihe weiterer Gesichtspunkte ab: der Schwere der Erkrankung, der Häufigkeit und Schwere von Nebenwirkungen der neuen Therapie im Vergleich zur bisherigen Therapie, der Frage, ob andere Untersuchungen ebenfalls eine Überlegenheit der neuen Therapie nahelegen, und der Frage, wie weit die neue Therapie in Fachkreisen bereits akzeptiert und etabliert ist. Über alle diese Gesichtspunkte muss auch mit dem Patienten gesprochen werden, bevor er seinen „informed consent" zur Randomisierung gibt.

24 (E) Die χ^2-Verteilung ist eine stetige Verteilung mit Werten im Bereich von Null bis Unendlich. Ihre Form hängt von der Zahl der Freiheitsgrade ab, sie ist rechtsschief (arithmetischer Mittelwert größer als Median) und nähert sich bei wachsender Zahl der Freiheitsgrade der Normalverteilung an.

25 (A) Bei der Binomialverteilung kann die Zufallsvariable nur $n + 1$ verschiedene Werte annehmen. Hierbei ist n die Zahl der Beobachtungen. Das betreffende Ereignis kann entweder 0-mal, 1-mal, 2-mal usw. bis n-mal beobachtet werden. Zufallsvariable ist die Zahl der Beobachtungen k. Die Binomialverteilung gibt für jeden k-Wert die jeweilige Wahrscheinlichkeit an. Die von (B) bis (E) genannten Verteilungen sind stetige Verteilungen, bei denen die Zufallsvariable nicht nur bestimmte Werte, sondern auch alle Zwischenwerte annehmen kann.

26 (D) s. S. 200 im Lehrbuch

27 (B) Allerdings muss bei einer eventuellen signifikanten Differenz geprüft werden, ob die unterschiedlichen Blutdruckwerte ursächlich mit den Krankheiten K_1 und K_2 in Beziehung stehen oder ob die Differenz beispielsweise auf eine unterschiedliche Altersstruktur in den beiden Vergleichsgruppen zurückgeführt werden kann.

28 (E) Erläuterung (1) ist sehr unverbindlich formuliert, erst der unter (4) vorgeschlagene Test könnte in Bezug auf Vermutung (1) Klarheit schaffen.

29 (A) Unbedingt erforderlich sind (D) und (E). (B) und (C) werden aus theoretischen Gründen gefordert; bei genügend großen Stichproben führt die Varianzanalyse jedoch auch bei Verletzung von (B) und (C) zu aussagekräftigen Ergebnissen.

Übungsaufgaben

16.4 Unabhängigkeit zweier Merkmale

30. Zwei Ereignisse A und B sind stets voneinander unabhängig, wenn in dem Vierfelderschema

	A	$\bar{A}$
B	$P(A \cap B)$	$P(\bar{A} \cap B)$
$\bar{B}$	$P(A \cap \bar{B})$	$P(\bar{A} \cap \bar{B})$

(A) keine der vier Wahrscheinlichkeiten 0 ist
(B) keine der vier Wahrscheinlichkeiten 1 ist
(C) die Summe der ersten bzw. der zweiten Zeile $P(B)$ bzw. $P(\bar{B})$ ergibt.
(D) die Summe der ersten bzw. der zweiten Spalte $P(A)$ bzw. $P(\bar{A})$ ergibt.
(E) Keine der Aussagen (A)–(D) ist richtig.

31. Welche der folgenden Aussagen zu einer Kontingenztafel mit χ^2-Test auf Unabhängigkeit ist richtig?

(1) Die Erwartungswerte errechnen sich nach dem Multiplikationssatz.
(2) Die Freiheitsgrade sind bei k Zeilen und l Spalten $(k - 1) \cdot (l - 1)$.
(3) Bei signifikantem χ^2-Wert sind die beiden Merkmale nicht unabhängig (mit vorgegebener Irrtumswahrscheinlichkeit).
(4) Bei Mehrfeldertafeln mit signifikantem χ^2-Wert ist eine eindeutige Interpretation im allgemeinen nicht möglich.

(A) keine der Aussagen ist richtig
(B) nur 1 und 2 sind richtig
(C) nur 1, 3 und 4 sind richtig
(D) nur 2, 3 und 4 sind richtig
(E) 1–4 = alle sind richtig

32. In einer randomisierten Studie über Wundinfektionen bei gastroduodenalen Eingriffen (Ulkusleiden) wurden die folgenden Beobachtungen gemacht:

Patienten	**insges.**	**mit Wundinfektion**
mit antibakt. Prophylaxe	135	12
ohne antibakt. Prophylaxe	126	52

Der Zusammenhang zwischen antibakterieller Prophylaxe und Wundinfektion wurde mit dem Chi-Quadrat-Test geprüft (χ^2-Wert = 36,9, Signifikanzniveau = 0,05; kritischer Wert 3,84 bei $\alpha = 0{,}05$).

Dann muss die Nullhypothese verworfen werden, weil

(A) $36{,}9 > 3{,}84$
(B) $36{,}9 > -0$
(C) $36{,}9 > 0{,}05$
(D) $36{,}9/261 = 0{,}141 > 0{,}05$
(E) 36,9 deutlich größer als die Zahl der Freiheitsgrade ist

16.5 Analyse von Überlebenszeiten

33. Bei klinischen Therapiestudien kommt es oft zum Ausscheiden von Patienten aus der Studie aus Gründen, die nichts mit der Studie zu tun haben (Drop-outs).

Den Einfluss der Therapie auf das Überleben von Tumorpatienten in solchen Studien stellt man am besten dar durch:

(A) Darstellung von 5-Jahres-Überlebensraten
(B) Darstellung von 10-Jahres-Überlebensraten
(C) Kaplan-Meier-Schätzung der Überlebensraten
(D) Berechnung der mittleren Überlebenszeiten
(E) Berechnung der medianen Überlebenszeiten

34. Mit welcher Methode können – bei kleineren Fallzahlen – am besten die Langzeitergebnisse einer bestimmten operativen Maßnahme beim Mammakarzinom bewertet werden?

(A) Durchführung eines t-Tests
(B) Durchführung eines χ^2-Tests
(C) Bestimmung der Odds-Ratio
(D) Bestimmung des relativen Risikos
(E) Kaplan-Meier-Schätzung der Überlebensraten

35. Welches ist – bei kleineren Fallzahlen – die adäquateste statistische Deskription der Langzeitergebnisse einer bestimmten operativen Maßnahme, z.B. bei kolorektalen Tumoren?

(A) Letalität im ersten postoperativen Jahr
(B) Median der Überlebenszeiten der operierten Patienten
(C) Sterbetafel
(D) Kaplan-Meier-Schätzung der Überlebensraten
(E) 5-Jahres-Überlebensrate

36. In einer kontrollierten Therapiestudie werden zwei Zytostatika verglichen. 100 Patienten erhalten die konventionelle Therapie, 100 Patienten ein neues Präparat. Zielkriterium ist die Überlebenszeit. Welcher statistische Test ist für diese Auswertung am ehesten geeignet?

(A) Logranktest
(B) exakter Fisher-Test
(C) Wilcoxon-Test für unverbundene Stichproben
(D) Wilcoxon-Test für verbundene Stichproben
(E) Vorzeichentest

Lösung der Übungsaufgaben

30 (E) Die Aussagen (C) und (D) treffen immer zu, sowohl bei abhängigen als auch bei unabhängigen Ereignissen.

31 (E) Häufig ist es nicht möglich, eindeutig zu interpretieren, in welcher Weise die Merkmale abhängig voneinander sind.

32 (A) Der Chi-Quadrat-Wert ist höher als der kritische Wert, d.h. die in der Vierfeldertafel sichtbare Beziehung zwischen der Zahl der Infektionen und der antibiotischen Therapie ist nicht durch zufallsbedingte Schwankungen zu erklären.

33 (C) Der Kaplan-Meier-Schätzer ermöglicht es, die Informationen von allen Patienten auszuwerten, solange diese unter Beobachtung gestanden haben.
Die anderen vier Lösungsvorschläge greifen nur einen speziellen Zeitpunkt heraus (nach 5 oder 10 Jahren oder den arithmetischen Mittelwert oder den Median). Zur Schätzung dieses Zeitpunktes können häufig nur wenige Patienten beitragen, weil die meisten vorher bereits verstorben sind oder auch einfach nicht mehr unter Beobachtung stehen. Schon aus diesem Grunde ist der Kaplan-Meier-Schätzer den anderen überlegen.

34 (E) Auch bei größeren Fallzahlen wäre der Kaplan-Meier-Schätzer die optimale Methode. Aber bei kleinen Fallzahlen ist es um so wichtiger, dass sämtliche Informationen, die vorhanden sind, auch in die Auswertung einfließen.

35 (D) Siehe Aufgabe 33 und 34.

36 (A) Der Logranktest kann feststellen, ob Differenzen zwischen Überlebenskurven, die nach der Kaplan-Meier-Methode bestimmt wurden, statistisch signifikant sind.

Übungsaufgaben

1. Nach umfangreichen älteren statistischen Erhebungen betrug die hinreichend genau geschätzte Wahrscheinlichkeit einer Knabengeburt $p = 0{,}515$, diejenige einer Mädchengeburt $q = 0{,}485$.
Nach welcher Formel errechnet sich die für einen Ort (eine Stadt) zu erwartende Zahl männlicher Nachkommen im Jahr, wenn in dem Ort jährlich n Geburten zu verzeichnen sind?

(A) $p \times (1 - p)$
(B) $(p \times (1 - p))^{0,5}$
(C) p
(D) $n \times p$
(E) $n \times p \times (1 - p)$

17.2 Sterbetafeln

2. Die in der Epidemiologie übliche Altersstandardisierung von Sterbeziffern dient der

(A) Abschätzung der Maximalwerte
(B) Erzielung von vergleichbaren Werten für verschiedene Bevölkerungsgruppen
(C) Verminderung der Streuungsparameter
(D) Vermeidung von Selektionseffekten
(E) Darstellung der Altersabhängigkeit

3. Nach der Periodensterbetafel für Deutschland von 1993/95 beträgt die fernere Lebenserwartung eines 65-jährigen Mannes 14,6 Jahre.
Welche Aussage zu diesem Sachverhalt trifft zu?

(A) Bei Nachrücken der geburtenstarken Nachkriegsjahrgänge ins Rentenalter wird die fernere Lebenserwartung der 65-Jährigen sinken.
(B) Bei sinkenden Mortalitätsziffern der Männer im Rentenalter wird der genannte Wert sinken.
(C) Die Lebenserwartung bei Geburt beträgt für einen Jungen 65 + 14,6 Jahre.
(D) Die Wahrscheinlichkeit, ein Alter von 65 + 14,6 Jahren zu erreichen, beträgt 50 %.
(E) Im Durchschnitt wird jedes Mitglied der Kohorte der 65-Jährigen Männer noch 14,6 Jahre leben.

4. Beim Vergleich epidemiologischer Daten eines Industrie- und eines Entwicklungslandes sollten standardisierte Mortalitätsziffern (Standardmortalitätsraten SMR) verwendet werden, weil dadurch der Unterschied

(A) im Todesursachenspektrum eliminiert wird
(B) im Altersaufbau der Populationen berücksichtigt wird
(C) in der Auswirkung des Lebensstandards herausgearbeitet werden kann
(D) in der Neugeborenensterblichkeit gesondert erfasst wird
(E) in der Letalität vernachlässigt werden kann

5. Welcher Einfluss von Lebensbedingungen in der Europäischen Union auf den Gesundheitszustand (z.B. Morbidität, Mortalität und Lebenserwartung) ist gesichert?

(A) Die mediane Lebenserwartung liegt in Ländern mit hoch entwickelten Gesundheitssystemen (z.B. Deutschland) um 2–3 Jahre über der in Ländern mit weniger entwickelten Gesundheitssystemen (z.B. Griechenland).
(B) Die Rangfolge der EU-Staaten in Bezug auf die mittlere Lebenserwartung ihrer Bürger entspricht weitgehend der Rangfolge in den Pro-Kopf-Ausgaben für das Gesundheitssystem.
(C) Die Unterschiede in der Arztdichte in den Staaten der Europäischen Union können die Unterschiede in der mittleren Lebenserwartung in diesen Staaten weitgehend erklären.
(D) Auch in Ländern mit sozialstaatlichem Gesundheitswesen und freiem Zugang zu den Ressourcen für alle Bürger besteht ein erheblicher sozialer Gradient in der Mortalität.
(E) In der Prävention mangelernährungsbedingter Erkrankungen (z.B. Struma) nimmt Deutschland in der EU eine Spitzenstellung ein.

6. Es soll die Mortalität für 40- bis 45-jährige Männer für 1980 berechnet werden.

Welche Bezugsgröße kommt in den Nenner?

(A) die durchschnittliche Anzahl der Männer in der Bevölkerung im Jahre 1980
(B) die Anzahl der 1980 Gestorbenen
(C) die Anzahl der 1980 gestorbenen Männer
(D) die durchschnittliche Anzahl der 40- bis 45-jährigen Personen in der Bevölkerung im Jahre 1980
(E) die durchschnittliche Anzahl der 40- bis 45-jährigen Männer in der Bevölkerung im Jahre 1980

7. Die häufigste Todesursache unter Jugendlichen und jungen Erwachsenen ist

(A) Drogenmissbrauch
(B) Mord
(C) Selbstmord
(D) Straßenverkehrsunfall
(E) Infektion

8. Will man die Mortalität der Bevölkerung zweier Staaten mit unterschiedlicher Alterszusammensetzung vergleichen, stehen folgende Verfahren zur Verfügung:

(1) Errechnung der Mortalität entsprechender Geburtsjahrgänge
(2) Errechnung altersspezifischer Werte
(3) Errechnung der Standard-Mortalitätsrate
(4) Errechnung der auf die untersuchte Bevölkerung bezogenen Mortalitätsraten

(A) nur 4 ist richtig
(B) nur 1 und 3 sind richtig
(C) nur 3 und 4 sind richtig
(D) nur 1, 2 und 3 sind richtig
(E) nur 2, 3 und 4 sind richtig

Lösung der Übungsaufgaben

1 (D) Die Wahrscheinlichkeit einer Knabengeburt p muss man mit der Gesamtzahl der Geburten n multiplizieren, um die erwartete Gesamtzahl N der Knabengeburten zu berechnen:

$$N = p \times n$$

2 (B) Die Mortalität von Säuglingen beträgt etwa 3 Promille, sie sinkt auf unter 0,1 Promille im Kindesalter ab und steigt dann kontinuierlich auf etwa 30 Prozent für Hundertjährige an. Hieraus ergibt sich, dass die Mortalität einer Population entscheidend vom Altersaufbau abhängt. Zum Vergleich verschiedener Populationen muss deshalb der Altersaufbau der Populationen berücksichtigt werden. Die Altersstandardisierung erfolgt, indem die in einer Population beobachteten altersspezifischen Mortalitäten auf eine Standardbevölkerung übertragen werden.

3 (E) Die fernere Lebenserwartung eines 65-Jährigen ist die Lebenserwartung (arithmetisches Mittel) eines 65-Jährigen.
Die Rechnung, dass sich die Lebenserwartung bei Geburt als 65 + fernerer Lebenserwartung eines 65-Jährigen beträgt, geht deshalb nicht auf, weil keineswegs sicher ist, dass das Neugeborene überhaupt das 65. Lebensjahr erreicht.
Andererseits ist die Lebenserwartung bei Geburt vom Prinzip her spekulativ, weil niemand weiß, wie sich die Lebensumstände und die medizinische Versorgung entwickeln werden. Seit Beginn der industriellen Revolution ist die Lebenserwartung kontinuierlich gestiegen.

4 (B) Siehe Aufgabe 2

5 (D) Die Lebenserwartung der Normalbevölkerung hängt vor allem vom Risikoverhalten ab. Hier haben sich das Rauchverhalten, die Ernährung und die gesamte Lebensführung (Bewegung) als wichtigste Risikofaktoren erwiesen. Das Gesundheitssystem ist vor allem für die Menschen von Bedeutung, die Unfälle erleiden oder an schweren Krankheiten leiden. Aber dies ist ja – Gott sei Dank – eher die Ausnahme. Deshalb hat das Gesundheitssystem eine vergleichsweise geringe Bedeutung für die Lebenserwartung.

6 (E) Die Mortalität einer Population berechnet sich stets als Quotient aus den gestorbenen Mitgliedern dieser Population und der Größe dieser Population.

7 (D) Der Straßenverkehr stellt für Jugendliche und junge Erwachsene in Deutschland die größte Gefahrenquelle dar. An zweiter Stelle steht der Suizid. Ab dem Alter von etwa 40 Jahren steht Krebs an erster Stelle der Todesursachen.

8 (D) Die Mortalität einer Population hängt in starkem Maße von ihrer Alterszusammensetzung ab. Deshalb sind die Aussagen (1) und (2) zutreffend.
Aussage (4) bedeutet, dass die altersspezifischen Mortalitätsraten wieder auf die Altersstruktur der tatsächlichen Bevölkerung zurückgerechnet werden, wodurch die bei (1) und (2) herausgearbeiteten Unterschiede wieder maskiert werden.
Aussage (3) bezieht sich auf eine fiktive Standardpopulation (mit einem standardsierten Altersaufbau), die beispielsweise von der World Health Organization (WHO) oder Eurostat definiert wird.

Übungsaufgaben

10. Welche Aussage(n) zur Altersstandardisierung trifft/treffen zu?

(1) Altersstandardisierte Mortalitätsraten können unter Bezug auf eine künstlich aufgestellte Standardbevölkerung ermittelt werden.
(2) Bei einem Vergleich altersstandardisierter Daten wird die Gesamtzahl der Beobachtungen berücksichtigt.
(3) Bei einem Vergleich altersstandardisierter Daten muß die zugrundeliegende Standardbevölkerung berücksichtigt werden.

(A) nur 1 ist richtig
(B) nur 2 ist richtig
(C) nur 3 ist richtig
(D) nur 1 und 2 sind richtig
(E) 1-3 = alle sind richtig

Lösung der Übungsaufgaben

10 (E) Auch hier geht es darum, den tatsächlichen Altersaufbau der Bevölkerung zu berücksichtigen. Dies ist nicht nur für den Vergleich verschiedener Länder wichtig, sondern auch unterschiedliche Gemeinden oder Stadtteile haben häufig einen sehr unterschiedlichen Altersaufbau, was für die Versorgung mit Kindergärten, Schulen, Arbeitsplätzen, Krankenhäusern und Seniorenheimen wichtig ist.

Übungsaufgaben

1. Eine typische Aufgabe der deskriptiven Epidemiologie ist:

(A) den Erfolg von präventiven Maßnahmen zu quantifizieren
(B) den tatsächlich betroffenen Wirt einer Infektionskrankheit zu identifizieren
(C) den verursachenden Faktor für eine Erkrankung aufzuspüren
(D) eine kausale Hypothese im Zusammenhang mit verursachenden Faktoren einer Erkrankung zu verifizieren
(E) die Ausbreitung einer Erkrankung in der Bevölkerung zu erfassen

2. Eine Krankheit zeigte 1990 eine wesentlich niedrigere Prävalenz als 1950. Für diese Abnahme können als Ursache in Betracht kommen:

(1) niedrigere Frühletalität
(2) kürzere Krankheitsdauer
(3) verringerte Inzidenz

(A) nur 1 ist richtig
(B) nur 2 ist richtig
(C) nur 1 und 2 sind richtig
(D) nur 2 und 3 sind richtig
(E) 1-3 = alle sind richtig

3. Ein deutsches Bundesland hatte 1991 eine durchschnittliche Bevölkerungszahl von 6 Millionen. Zu Beginn des Jahres 1991 litten 5000 Personen an einer Krankheit X. Im Laufe des Jahres 1991 wurden in diesem Bundesland 300 neue Fälle dieser Krankheit X diagnostiziert und 70 Personen starben im selben Jahr an dieser Krankheit X.
Die Prävalenz für die Krankheit X je 100 000 der Bevölkerung am 1.1.1991 beträgt:

(A) 1,2
(B) 3,8
(C) 5,0
(D) 83,3
(E) 88,3

4. Welche Aussage zur Epidemiologie der Multiplen Sklerose trifft **nicht** zu?

(A) Die Inzidenz ist höher als die Prävalenz.
(B) Frauen werden von der Erkrankung häufiger betroffen als Männer.
(C) Das Erkrankungsrisiko ist zwischen dem 20. und 40. Lebensjahr am höchsten.
(D) Hinsichtlich der Krankheitshäufigkeit besteht ein deutliches Nord-Süd-Gefälle im europäischen Raum.
(E) Bislang existieren keine bevölkerungswirksamen Präventionsmaßnahmen.

5. Welche der folgenden Maßnahmen gehört **nicht** zur Expositionsprophylaxe?

(A) Quarantänebestimmungen im internationalen Reiseverkehr
(B) Desinfektion
(C) Isolierung hospitalisierter Patienten durch Einzelzimmerpflege
(D) Schutzimpfungen bei Fernreisenden
(E) Trinkwasseraufbereitung

6. Die Folgen einer Impfung werden nach Impfreaktion, Impfkomplikation und Impfschaden unterteilt.

Was entspricht am ehesten einer Impfreaktion?

(A) fleckiges Exanthem und Fieber 9-12 Tage nach einer Masernimpfung
(B) Rötung, Schwellung, Schmerzen an der Injektionsstelle einen Tag nach einer Tetanusimpfung
(C) persistierende spinale Paresen erstmals 2 Wochen nach einer Poliomyelitis-Impfung (OPV) aufgetreten
(D) Krampfanfall 3 Wochen nach einer Masernimpfung
(E) allergische Reaktion auf Hühnereiweiß nach Grippeschutzimpfung

7. Welche der folgenden Schutzimpfungen wird nicht von der ständigen Impfkommission des Robert-Koch-Instituts (STIKO) für Säuglinge, Kinder und Jugendliche empfohlen?

(A) BCG-Impfung
(B) Haemophilus-influenzae-Typ b (hib)-Impfung
(C) Masern-Impfung
(D) Röteln-Impfung
(E) Hepatitis-B-Impfung

8. Welche Aussage trifft zu?

Die Bekämpfung des Hospitalismus ist heute mittels Impfung möglich gegen

(A) Staphylococcus aureus
(B) Pseudomonas aeruginosa
(C) Klebsiella spec.
(D) säuglingspathogene Escherichia coli
(E) Keine der Aussagen trifft zu

9. Welche Aussage zur Reinigung und Desinfektion im Krankenhaus trifft **nicht** zu?

(A) Ärztliche Instrumente sind nach der Benutzung grundsätzlich als mikrobiell kontaminiert anzusehen.
(B) Zur Desinfektion werden physikalische und chemische Verfahren eingesetzt.
(C) Die Belastung mit organischem Material (z.B. Blut, Eiter) spielt bei allen Desinfektionsverfahren eine nur untergeordnete Rolle.
(D) Manuelle Desinfektionsverfahren für Instrumente (z.B. Endoskope) sind schlecht standardisierbar und sollten, wo immer es möglich ist, durch maschinelle Desinfektionsverfahren ersetzt werden.
(E) Nach der Desinfektion von Endoskopen muss eine Rekontamination vor der Wiederverwendung ausgeschlossen werden.

10. Krankenhausinfektionen werden am häufigsten übertragen bzw. verursacht

(A) durch das Personal
(B) durch kontaminierte Einrichtungsgegenstände
(C) durch mit Krankheitserregern kontaminierte Speisen
(D) durch Mängel an den Klimaanlagen
(E) durch Verwendung unzureichend sterilisierter Materialien bei Injektionen, Wundversorgunen und Operationen

11. Welcher der genannten Erreger kann in lufttrockenem Staub über Wochen infektionstüchtig bleiben?

(A) Pseudomonas aeruginosa
(B) Bordetella pertussis
(C) Yersinia pestis
(D) Mycobacterium tuberculosis
(E) Neisseria meningitidis

Lösung der Übungsaufgaben

1 (E) Antwort E ist rein deskriptiv.
Bei (B), (C) und (D) steht die Analyse im Vordergrund. Man spricht von analytischer Epidemiologie.
Bei (A) handelt es sich bei der präventiven Maßnahme um einen experimentellen Ansatz.

2 (D) Eine niedrigere Frühletalität würde eine verlängerte Krankheitsdauer bedeuten und damit eine höhere Prävalenz.

3 (D) In dieser Aufgabe wird nach der Prävalenz bezogen auf eine Bevölkerung von 100000 gefragt. Die Bevölkerung beträgt 6000000 Menschen, die Zahl der Erkrankten 5000. Wenn man die Zahl der Bevölkerung durch 60 teilt, erhält man 100.000. Dementsprechend muss man auch die Zahl der Erkrankten durch 60 teilen: 5000/60 = 500/6 = 83,3.
Abschätzung, wenn man im Kopf rechnet: $80 \times 6 = 480$, aber $90 \times 6 = 560$.
Deshalb kommt nur (D) infrage, (E) wäre zu groß.

4 (A) Die Multiple Sklerose ist eine chronische Erkrankung und deshalb ist die Prävalenz viel höher als bei einer akuten, schnell abheilenden Erkrankung gleicher Inzidenz.

5 (D) Die Schutzimpfung wird als Dispositionsprophylaxe bezeichnet.
Bei den unter (A), (B), (C) und (E) genannten Möglichkeiten wird die Exposition des Menschen gegenüber den Keimen vermieden oder zumindest vermindert.

6 (B) Impfreaktionen treten häufig auf und sind harmlos.

7 (A) Die BCG-Impfung wird seit 1998 in Deutschland nicht mehr durchgeführt. Zur Zeit erkranken in Deutschland mit leicht steigender Tendenz etwa 6000 Menschen jährlich an dieser Erkrankung. In den 70er Jahren waren es etwa 50.000.

8 (E) Es wird an verschiedenen Impfstoffen gegen die genannten Krankheiten gearbeitet, aber bisher ist noch kein Impfstoff einsatzbereit. Die nosokomialen Erkrankungen sind ein riesiges Problem, sowohl wirtschaftlich als auch medizinisch.

9 (C) Das organische Material erschwert die Desinfektion, weil es den Erregern Schutz bietet.

10 (A) Sowohl Ärzte als auch das Pflegepersonal verstoßen in der Hektik des Alltags immer wieder gegen die seit Langem etablierten Regeln der Hygiene. Die pathogenen Erreger sieht man nicht und riecht man nicht.

11 (D) Das Mycobacterium tuberculosis kann über Wochen in trockenem Staub überleben und anschließend wieder infektiös sein. Weltweit sterben jährlich etwa zwei Millionen Menschen an Tuberkulose. Neben HIV und Malaria ist Tuberkulose die am weitesten verbreitete Infektionskrankheit.

Übungsaufgaben

12. Welche nosokomialen Infektionen können durch Enterobacter cloacae verursacht sein?

(1) Harnwegsinfektionen
(2) Atemwegsinfektionen
(3) Wundinfektionen
(4) Septikämien

(A) nur 1 ist richtig
(B) nur 1 und 2 sind richtig
(C) nur 3 und 4 sind richtig
(D) nur 2, 3 und 4 sind richtig
(E) 1-4 = alle sind richtig

13. Nosokomiale Infektionen

(1) sind im Krankenhaus erworbene Infektionen
(2) sind bei Krankenhausaufnahme bereits bestehende Infektionen
(3) werden überwiegend durch fakultativ pathogene Erreger verursacht
(4) werden überwiegend durch obligat pathogene Erreger verursacht

(A) nur 3 ist richtig
(B) nur 1 und 3 sind richtig
(C) nur 1 und 4 sind richtig
(D) nur 2 und 3 sind richtig
(E) nur 2 und 4 sind richtig

14. Kontaminierte Arzneimittel und kontaminierte medizinische Bedarfsgegenstände können im Krankenhausbereich zu Pseudomonas-aeruginosa-Infektionen führen.

Am wenigsten wahrscheinlich ist Erregerübertragung durch

(A) Augentropfen
(8) Hautcremes
(C) Tabletten
(D) Katheter
(E) Drainagen und Absauggeräte

15. Nach dem Bundes-Seuchengesetz sind durch Krankheitserreger in Krankenhäusern verursachte Erkrankungen (nosokomiale Infektionen) zu melden

(A) bereits bei vereinzeltem Auftreten
(B) bei gehäuftem Auftreten (Ausbruch)
(C) nur bei Verursachung durch obligat pathogene Erreger
(D) nur bei Tod
(E) keine der Aussagen (A)-(D) trifft zu

16. Zu den krankenhaushygienischen Maßnahmen, die unter den Begriff "Expositionsprophylaxe" fallen, zählen:

(1) Badewasserchlorung im Bewegungsbad
(2) Verwendung von sterilen Einmalmaterialien
(3) prophylaktische Antibiotika-Medikation
(4) chirurgische Händedesinfektion im OP-Bereich vor Eingriffen
(5) Gabe von Hyperimmungammaglobulin

(A) nur 1 ist richtig
(B) nur 2 ist richtig
(C) nur 3 ist richtig
(D) nur 3 und 5 sind richtig
(E) nur 1, 2 und 4 sind richtig

17. Welche Aussage trifft **nicht** zu?

Personen, die an einer der folgenden Krankheiten erkrankt sind, müssen isoliert werden:

(A) Typhus abdominalis
(B) Pocken
(C) Malaria
(D) Pest
(E) Cholera

18. Durch welche Tiere wird Fleckfieber übertragen?

(A) Tse-Tse-Fliegen
(B) Anopheles-Mücken
(C) Kleiderläuse
(D) Wellensittiche
(E) Rinder, Schafe, Ziegen

19. Unter 1-5 sind Krankheiten und Übertragungsmöglichkeiten einander zugeordnet.

Welche Zuordnungen sind richtig?

(1) Meningokokken – aerogene Infektion
(2) Hepatitis A – orale Infektion
(3) Trichomoniasis – Kontaktinfektion
(4) Bilharziose – perkutane Infektion (Larve des Erregers dringt aktiv ein)
(5) Gelbfieber – perkutane Infektion (Mückenstich)

(A) nur 1 und 5 sind richtig
(B) nur 1, 2 und 3 sind richtig
(C) nur 2, 3 und 5 sind richtig
(D) nur 1, 2, 4 und 5 sind richtig
(E) 1-5 = alle sind richtig

20. Welche der Zuordnungen sind zutreffend?

(1) Malaria – nicht kontagiös
(2) Masern – kontagiös, hoher Kontagionsindex
(3) Poliomyelitis – kontagiös, niedriger Kontagionsindex

(A) nur 2 ist richtig
(B) nur 1 und 2 sind richtig
(C) nur 1 und 3 sind richtig
(D) nur 2 und 3 sind richtig
(E) 1 - 3 = alle sind richtig

Lösung der Übungsaufgaben

12 (E) Alle der genannten Infektionen können durch Enterobacter cloacae verursacht werden.

13 (B) Die nosokomialen Infektionen betreffen hauptsächlich immungeschwächte Patienten und auch Patienten, bei denen Dauerkathether die natürliche Infektbarrieren durchlässig machen.

14 (C) Die Tabletteneinnahme entspricht der normalen Nahrungsaufnahme. In der Regel sind auch bei chronisch kranken Patienten die Mundschleimhaut und die Säurebarriere des Magens intakt.

15 (B) Diese Formulierung lässt Interpretationsspielraum, ob die ungeliebte Meldung denn tatsächlich notwendig ist: Die frisch aufgetretenen Fälle sind erstens noch nicht bestätigt, also bloße Verdachtsfälle, und was heißt "gehäuft"?

16 (E) Die Maßnahmen (3) und (5) fallen nicht unter Expositionsprophylaxe.

17 (C) Malaria ist nicht direkt von Mensch zu Mensch übertragbar: zunächst muss die weibliche Anopheles-Mücke einen infizierten Menschen stechen und dabei Gametozyten aufnehmen. Diese entwickeln sich im Darm der Mücke zu Sporozoiten, die beim nächsten Mückenstich auf einen anderen Menschen übertragen werden können, wo sie sich in der Leber und in den Erytrozyten wieder zu Gametozyten entwickeln.

Typhus abdominalis wird auf fäkal-oralem Weg durch Lebensmittel und oft auch durch Trinkwasser übertragen. Erreger sind Salmonellen.

Pocken sind die einzige bisher ausgerottete Infektionskrankheit. Angeblich befinden sich nur noch in zwei Hochsicherheitslaboren Viren. Weil von der jüngeren Generation kaum noch jemand geimpft ist, hätte ein erneutes Vorkommen der Erkrankung kathastropale Auswirkungen.

Die Pest wird von Yersinien ausgelöst und hat ein Reservoir in vielen Wildtieren in Asien, in Amerika und im Süden Afrikas. Die Übertragung auf den Menschen erfolgt vorwiegend durch Flohstiche, z.B. Rattenflöhe. Eine direkte Übertragung durch Tröpfcheninfektion fürhrt zur Lungenpest. Yersinien sind in der Regel empfundlich gegen Antibiotika.

Die Cholera ist eine schwere bakterielle Infektionskrankheit vorwiegend des Dünndarms, die durch das Bakterium Vibrio cholerae verursacht wird. Die Infektion erfolgt fäkal-oral.

18 (C) Fleckfieber wird durch Kleiderläuse übertragen.

19 (E) Man sieht, dass jeder Erreger einen speziellen Übertragungsweg entwickelt hat.

20 (E) Malaria ist nicht von Mensch zu Mensch übertragbar, nur über den Umweg der Anopheles-Mücke.

Übungsaufgaben

21. Durch fäkal-orale Infektionen können folgende Krankheitserreger von Mensch zu Mensch übertragen werden und zu manifesten Erkrankungen führen:

(1) Shigellen
(2) Poliomyelitis-Virus
(3) Salmonella typhi
(4) Coxsackie-Virus
(5) Hepatitis-A-Virus

(A) nur 2 ist richtig
(B) nur 1 und 5 sind richtig
(C) nur 1, 2 und 3 sind richtig
(D) nur 2, 3 und 4 sind richtig
(E) 1-5 = alle sind richtig

22. Wenn aufgrund von verbesserter Hygiene und von Impfschutz die Häufigkeit einer Infektionskrankheit (z.B. Typhus abdominalis) zurückgeht, ändert sich damit **nicht** notwendigerweise die

(A) Inzidenz
(B) Prävalenz
(C) Morbidität
(D) Mortalität
(E) Letalität

Lösungen der Übungsaufgaben

21 (E) Alle der genannten Erkrankungen können über den fäkal-oralen Infektionsweg übertragen werden.

22 (E) Die Letalität kann sogar steigen, wenn Erfahrungen in der Diagnose und Behandlung der Erkrankung verloren gehen.

Übungsaufgaben

19.3 Metaanalysen

1. In einer Fall-Kontroll-Studie wird untersucht, ob die vermutete Noxe A im Zusammenhang mit dem Auftreten der Erkrankung B steht.
   Welche der aufgeführten Odds Ratios und der 95-%-Konfidenz-Intervalle (in Klammern) legt nahe, dass ein Zusammenhang zwischen der Noxe A und dem Risiko, an B zu erkranken, besteht?

(A) 0,84 (0,72-0,96)
(B) 0,85 (0,75-1,10)
(C) 1,25 (0,85-1,35)
(D) 1,25 (1,15-1,55)
(E) 1,25 (0.85-2,75)

2. Ein 95-%-Konfidenzintervall für das relative Risiko kann benutzt werden, um

(A) das relative Risiko von der 1 abzugrenzen
(B) das relative Risiko von der 0 abzugrenzen
(C) das relative Risiko von der Odds Ratio abzugrenzen
(D) die Differenz zwischen relativem Risiko und Odds Ratio von der 1 abzugrenzen
(E) Keine der Aussagen (A)–(D) trifft zu.

3. Aus den Daten einer Fall-Kontroll-Studie lässt sich folgende Risiko-Maßzahl direkt berechnen:

(A) relatives Risiko
(B) Risiko der Exponierten
(C) Risiko der Nicht-Exponierten
(D) Odds Ratio
(E) Risiko der Fälle

4. Nimmt man an, in einem Kollektiv betrage die jährliche Mortalitätsrate (Sterbeziffer) an Bronchialkarzinom

   160/100 000 für starke Raucher und

   8/100 000 für Nichtraucher

   so gilt:

   Das relative Risiko für Raucher gegenüber Nichtrauchern, an Bronchialkarzinom zu sterben, beträgt

(A) 160
(B) 152
(C) 20
(D) 8
(E) 0,03

Lösungen der Übungsaufgaben

1 (D) Wir müssen davon ausgehen, dass das übliche Schema der Vierfeldertafel verwendet wird, nach dem in das Feld *a* die Exponierten und Erkrankten und in das Feld *d* die Nicht-Exponierten und Nicht-Erkrankten eingetragen werden. In das Feld *b* kommen die Exponierten und Nicht-Erkrankten, in das Feld *c* die Nicht-Exponierten und Erkrankten.
Die Odds Ratio wird dann als *a b*/*c d* berechnet. Wenn die Noxe *A* tatsächlich ein Risikofaktor für die Erkrankkung *B* ist, sind die Felder *a* und *b* stärker besetzt als die Felder *c* und *d* und damit hat der Quotient einen Wert von mehr als 1. Demnach kämen (C), (D) und (E) infrage. Aber bei (C) und (E) enthält das Konfidenzintervall die Zahl 1, so dass man nicht ausschließen kann, dass dort nur aufgrund des Zufalls eine positive Odds Ratio vorliegt.

2 (A) Das (absolute) Risiko für die Exponierten beträgt nach der in der vorigen Aufgabe beschriebenen Nomenklatur $a/(a + b)$.
Das (absolute) Risiko für die Nicht-Exponierten beträgt: $c/(c + d)$.
Das relative Risiko errechnet sich als Quotient der Risiken für Exponierte und Nicht-Exponierte. Wenn das relative Risiko 1 ist, stellt die Exposition *keine* Erhöhung des Risikos dar. Aus diesem Grunde ist die Frage, ob das relative Risiko 1 sein könnte, epidemiologisch äußerst wichtig.
Die Abgrenzung zwischen relativem Risiko und Odds Ratio hat keine Bedeutung. Bei Fall-Kontroll-Studien lässt sich nur die Odds Ratio bestimmen. Diese dient als Schätzwert für das relative Risiko. Wenn das relative Risiko klein ist, liegen Odds Ratio und relatives Risiko eng beieinander.

3 (D) Das relative Risiko lässt sich aus einer Fall-Kontroll-Studie nicht bestimmen, weil die Kontrollen so ausgesucht werden, dass sie an der Krankheit nicht erkrankt sind. Damit ist das absolute Risiko unter den Kontrollen gleich Null, wohingegen das absolute Risiko unter den Fällen gleich Eins ist. Wenn sich die absoluten Risiken nicht bestimmen lassen, kann man auch das relative Risiko (als Quotient dieser Größen) nicht errechnen.
Andererseits sind auch bei Fall-Kontroll-Studien alle Felder der Vierfeldertafel besetzt und man kann die Odds Ratio berechnen. Dies liegt daran, dass man sowohl bei den Kontrollen als auch bei den Fällen feststellen kann, wie viele exponiert waren und wie viele nicht.

4 (C) Von 100.000 starken Rauchern sterben jährlich 160 an Bronchialkarzinom.
Von 100.000 Nichtraucher sterben jährlich 8 an Bronchialkarzinom.
Damit ist das Risiko eines Rauchers, an Bronchialkarzinom zu sterben, 20mal so hoch wie das Risiko eines Nichtrauchers.

Übungsaufgaben

1. Das Effektmaß Number Needed to Treat (NNT) kann direkt berechnet werden aus

(A) der absoluten Risiko-Reduktion
(B) der relativen Risiko-Reduktion
(C) dem relativen Risiko
(D) der Odds Ratio
(E) der Prävalenz

Lösungen der Übungsaufgaben

1 (C) Die Number Needed to Treat ergibt sich als Kehrwert aus dem relativen Risiko. Die Bezeichnung NNT wird verwendet, wenn es um erwünschte Wirkungen geht.
Bei unerwünschten Wirkungen verwendet man die sog. NNH (Number Needed to Harm), die sich jedoch in gleicher Weise berechnet.
Wenn man mit einer Therapie beispielsweise 20 % der Patienten helfen kann, ergibt sich die NNT als 1/0,2 = 5. Man muss fünf Patienten behandeln, um einem zu helfen.

Übungsaufgaben

21.1 Grundbegriffe

1. Welches der folgenden Klassifikationssysteme dient nicht der Verschlüsselung von Krebserkrankungen?

(A) ICD
(B) ICD-O
(C) ICPM
(D) SNOMED
(E) TNM

2. Welche Aussage über die TNM-Klassifikation trifft zu?

(A) Die TNM-Klassifikation wurde von der WHO entwickelt und veröffentlicht.
(B) Die TNM-Klassifikation ist an die einzelnen Tumorarten angepasst.
(C) Falls die Diagnose pathologisch gesichert ist, wird statt des TNM-Codes die ICD-O-Klassifikation verwendet.
(D) Die Ausprägungen in den einzelnen Achsen T, N und M können jeweils Werte von 1 bis 5 annehmen.
(E) Die TNM-Klassifikation dient der Beschreibung des Stadiums gutartiger Tumore.

3. Welche Aussage über das TNM-System trifft zu?

(A) Die Lokalisation des Primärtumors wird durch einen zusätzlichen dreistelligen Code (z. B. PUL für Lungen und Bronchien, OSS für Knochen) angegeben.
(B) Für die Klassifizierung gutartiger Tumoren wird nur die T-Komponente verwendet.
(C) Falls die Diagnose pathologisch gesichert ist, wird statt des TNM-Codes die ICD-O-Klassifikation verwendet.
(D) Die Definitionen der Ausprägungen in der T-Achse sind für alle Lokalisationen des Primärtumors gleich.
(E) Die Sicherheit eines TNM-Codes wird (optional) durch den C-Faktor spezifiziert.

4. Was übersteigt typischerweise die Aussagemöglichkeiten eines epidemiologischen Krebsregisters?

(A) Ermittlung der Inzidenz
(B) Ermittlung der Prävalenz
(C) Wirksamkeitsvergleiche therapeutischer Verfahren
(D) Trendanalysen
(E) Bewertung der Wirkung von Früherkennungsmaßnahmen

5. Die Einrichtung eines personenbezogenen epidemiologischen Krebsregisters bedarf

(A) einer Verordnung des Bundesgesundheitsministeriums
(B) eines Gesetzes des jeweiligen Bundeslandes
(C) der Zustimmung der Bundesärztekammer
(D) der Zustimmung der Ärztekammer des jeweiligen Bundeslandes
(E) der Zustimmung und Mitarbeit der gesetzlichen Krankenkassen

6. Eine Reihe von Institutionen und Vorhaben bemühen sich, die Entwicklung der Krebserkrankungen in der Bevölkerung zu erfassen.
Welches der aufgeführten Instrumente erfasst keine Inzidenzen?

(A) das Krebsregister der ehemaligen DDR
(B) das Krebsregister des Saarlandes
(C) das Krebsregister von Hamburg
(D) das Sonderregister für kindliche Tumoren der Universität Mainz
(E) die Todesursachenstatistik der Statistischen Landesämter

7. Eines der bekanntesten Krebsregister der Bundesrepublik Deutschland ist das Krebsregister des Saarlandes. Welche Aussage trifft auf dieses Register zu?

(A) Die Meldung an das Register setzt eine Einwilligung des Patienten voraus.
(B) Es erfasst Krebserkrankungen auf anonymer Basis.
(C) Es hat gegenüber dem Hamburger Register einen vergleichsweise niedrigen DCO-Anteil (Death Certificate Only).
(D) Es ist ein klinisches Register.
(E) Es ist ein Spezialregister.

8. Werden in einer Recherche nach einer bestimmten Diagnose in einer Datenbank alle Patienten angegeben (also auch solche, die die interessierende Diagnose nicht haben), dann hat die Suche

(A) einen hohen Wirkungsgrad
(B) eine Präzision von 1
(C) eine niedrige Präzision und einen niedrigen Recall
(D) einen Recall von 1
(E) eine hohe Präzision und einen niedrigen Recall

9. Im Rahmen einer Literaturrecherche über unerwünschte Wirkungen eines Medikaments wurden in einer Literaturdatenbank mit insgesamt 2 Millionen Dokumenten 4000 Dokumente gefunden. Das entspricht einer Vollzähligkeitsrate (Recall) von

(A) 0,002
(B) 0,025
(C) 0,975
(D) 40
(E) Die Vollzähligkeitsrate lässt sich aus diesen Angaben nicht berechnen.

10. Bei einer medizinischen Literaturrecherche versteht man unter Vollständigkeitsrate (Recall) den Anteil aller

(A) gefundenen relevanten Dokumente, bezogen auf alle relevanten Dokumente
(B) gefundenen Dokumente, bezogen auf alle nicht relevanten Dokumente
(C) relevanten Dokumente, bezogen auf alle gesuchten Dokumente
(D) relevanten Dokumente, bezogen auf alle gefundenen Dokumente
(E) gesuchten Dokumente, bezogen auf alle gefundenen Dokumente

Lösung der Übungsaufgaben

1 (C) ICPM bedeutet *Internationale Klassifikation der Prozeduren in der Medizin* und dient der Dokumentation von medizinischen Maßnahmen, insbesondere von Untersuchungen und Operationen, aber auch von therapeutischen und präventiven Maßnahmen.

2 (B) Die Ausprägungen (Klassen) in den einzelnen Achsen variieren je nach Tumor. Beispielsweise bedeutet T = 1 beim Magentumor Beschränkung auf die Lamina propria, aber beim Mammatumor größte Tumorausdehnung < 2 cm.
Für die Achse M existieren stets nur die beiden Möglichkeiten M = 0 (keine Fernmetastasen) und M = 1 (Fernmetastasen).
Die TNM-Klassifikation wurde nicht von der WHO, sondern von der *Union internationale contre le cancer* (UICC) entwickelt.

3 (E) Die TNM-Klassifikation kann durch eine 4. Kategorie, *Certainty* (C-Faktor), für den Grad der Befundsicherung ergänzt werden. Es kann auch eine weitere Differenzierung mit Hilfe zusätzlicher Kategorien erfolgen: P-Kategorie für eine histologische Stadienbestimmung, G-Kategorien für die histologische Malignitätsgraderfassung.

4 (C) Wirksamkeitsvergleiche therapeutischer Verfahren können nur in klinischen Studien verlässlich durchgeführt werden.
Wirksame Früherkennungsmaßnahmen sollten sich zunächst durch eine Zunahme der (registrierten) Inzidenz bei Einführung dieser Maßnahmen bemerkbar machen. Später sollte die Inzidenz wieder auf das alte Niveau abfallen.

5 (B) Der Datenschutz ist im Wesentlichen eine Angelegenheit der Bundesländer. Deshalb gibt es in den einzelnen Bundesländern auch sehr unterschiedliche Register.

6 (E) Die Todesursachenstatistik kann nur die Mortalität erfassen. Es führen aber keineswegs alle Krebserkrankungen zum Tode.

7 (C) Alle anderen Antworten sind falsch:
Ein Register mit Einwilligung wäre lückenhaft, ein anonymes Register wäre wegen Doppelmeldungen sehr ungenau, ein klinisches Register könnte nur die Patienten bestimmter Kliniken erfassen und wäre deshalb lückenhaft und ein Spezialregister bezieht sich nur auf bestimmte Krankheitsbilder wie z.B. das Zentralregister für maligne Melanome.

8 (D) Der Recall ist 1, aber die Präzision ist sehr niedrig.

9 (E) Die Vollzähligkeitsrate (Recall) lässt sich aus den Angaben nicht berechen, weil nicht gesagt wurde, wie viele Dokumente insgesamt relevant sind und wie viele relevante Dokumente gefunden wurden. Der Recall ergibt sich als Quotient dieser beiden Werte:

Recall = gefundene relevante Dokumente/relevante Dokumente

10 (A) Siehe Erläuterung zur letzten Aufgabe

Übungsaufgaben

11. Zur Prüfung der Qualität des Retrieval in einem Dokumentationssystem wurden die 10000 gespeicherten Dokumente darauf untersucht, ob sie eine Information I enthalten oder nicht.
Die Auswertung ergab:

	Dokument wurde beim Retrieval gefunden		
	ja	nein	gesamt
Dokument enthält Information I	1500	500	2000
Dokument enthält Information I nicht	300	7700	8000
Gesamt	1800	8200	10000

Ordnen Sie dem Begriff Recall die zutreffende Größe zu:

(A) 300/2000
(B) 1500/2000
(C) 1500/8000
(D) 1500/1800
(E) 300/8000

12. Unter Recall in der medizinischen Dokumentation versteht man

(A) die Antwortrate einer Umfrage in einer Kohortenstudie
(B) den Kehrwert der Präzision
(C) eine diagnostische Maßzahl
(D) ein spezielles relatives Risiko
(E) ein Maß für die Retrievalqualität

13. Bei einer medizinischen Literaturrecherche versteht man unter Relevanzrate (Präzision) den Anteil aller

(A) gefundenen Dokumente, bezogen auf alle relevanten Dokumente
(B) gefundenen Dokumente, bezogen auf alle nicht relevanten Dokumente
(C) relevanten Dokumente, bezogen auf alle gesuchten Dokumente
(D) relevanten Dokumente, bezogen auf alle gefundenen Dokumente
(E) relevanten Dokumente, bezogen auf alle nicht gefundenen Dokumente

14. Ein Krebsregister ist

(A) eine Klassifikation maligner Tumoren
(B) ein Register der Befunde zur histologischen Klassifikation maligner Tumoren
(C) ein Register der im Einzugsgebiet beobachteten Patienten mit malignen Tumoren
(D) eine Mortalitätsstatistik für maligne Tumoren
(E) eine computerunterstützte Datei zur Diagnostik maligner Tumoren

15. Gegeben seien folgende Altersschlüssel:

	(I)		(II)
	1: 0-12 Jahre		1: 0-12 Jahre
	2: 10-20 Jahre		2: 13-20 Jahre
	3: 21 und mehr		3: 31 und mehr Jahre
	4: unbekannt		4: unbekannt

Welche Aussage trifft **nicht** zu?

(A) Beide Schlüssel sind einachsig.
(B) Beide Schlüssel sind nicht hierarchisch gegliedert.
(C) I ist disjunkt.
(D) I ist umfassend.
(E) II ist disjunkt.

16. Für das Merkmal „Geschlecht“ wird folgende Verschlüsselung gewählt:

Schlüssel	Ausprägung
1	männliches Geschlecht
2	weibliches Geschlecht
3	Kind oder nicht eindeutig bestimmtes Geschlecht

Diese Verschlüsselung ist

(A) sinnvoll, denn sie ist disjunkt und erschöpfend.
(B) nicht sinnvoll, denn sie ist zwar disjunkt aber nicht erschöpfend.
(C) nicht sinnvoll, denn sie ist zwar erschöpfend, aber nicht disjunkt.
(D) nicht sinnvoll, denn sie ist weder disjunkt noch erschöpfend.
(E) nicht erlaubt, da das Geschlecht ein qualitatives Merkmal ist.

17. Schlüsselsysteme, wie z. B. die ICD, werden angewendet, um

(1) medizinische Diagnosen zu klassifizieren.
(2) dem Datenschutz zu genügen.
(3) das Retrieval in Datenbanken zu vereinfachen.

(A) nur 1 ist richtig
(B) nur 3 ist richtig
(C) nur 1 und 3 sind richtig
(D) nur 2 und 3 sind richtig
(E) 1-3 = alle sind richtig

Lösung der Übungsaufgaben

11 (B) Aus der Vierfeldertafel ist ersichtlich, dass 2000 Dokumente relevant sind, von denen 1500 gefunden wurden. Die Berechnung ergibt sich analog zu den letzten Aufgaben als

Recall = 1500/2000 = 0,75

12 (E) Siehe Erläuterung zu den letzten Aufgaben.
Unter der Präzision einer Suche versteht man den Quotienten aus der Zahl der gefundenen und relevanten Dokumente und der Zahl der insgesamt gefundenen Dokumente:

Präzision = gefunden und relevant/gefunden

Dokumente

Ergebnis der Suche	relevant	nicht relevant	
gefunden	*a*	*b*	**Precision** ***a*/(*a* + *b*)**
nicht gefunden	*c*	*d*	
	Recall ***a*/(*a* + *c*)**		

13 (D) Die Relevanzrate bzw. Präzision, nach der in der Aufgabe gefragt wurde, entspricht der oberen Zeile der Vierfeldertafel.

14 (C) Die Krebsregister beziehen sich auf ein bestimmtes Einzugsgebiet. Mit den Feinheiten von Diagnostik und Therapie können sich die Krebsregister nicht befassen, das würde sie überfordern.

15 (C) Mit "einachsig" ist gemeint, dass sich die Schlüssel nur mit dem Alter befassen und andere Eigenschaften wie das Geschlecht oder die Erkrankung, nicht berücksichtigen.
Eine Hierarchie ist nicht erkennbar.
Disjunkt heißt, dass sich die Kategorien gegenseitig ausschließen. Dies ist bei Schlüssel I nicht gegeben. Beispielsweise könnte eine elfjähriges Kind sowohl in die Kategorie 1 als auch in die Kategorie 2 eingeordnet werden.
Umfassend heißt, dass für jedes Alter eine Kategorie zur Verfügung steht. Dies ist bei Schlüssel II nicht gegeben. Beispielsweise steht für einen 25-jährigen Patienten keine Kategorie zur Verfügung.

16 (C) Dieser Schlüssel ist nicht disjunkt. Beispielsweise könnte ein 10jähriges Mädchen sowohl als "2" als auch als "3" verschlüsselt werden.

17 (C) Solche Systeme sind insbesondere für den internationalen wissenschaftlichen Austausch sinnvoll. Wenn es keine international üblichen Schlüssel gäbe, bestünde die Gefahr, dass große Krankenhäuser ihre eigenen Schlüssel entwickeln würden. Das Ende wäre eine babylonische Sprachverwirrung.

Übungsaufgaben

19. Die Erfassung der Gesamtkrebsmortalität in der Bundesrepublik Deutschland beruht auf

(A) den Meldungen der Krebsregister
(B) den Meldungen der Klinikregister
(C) der Auswertung der Totenscheine
(D) den Meldungen der Standesämter
(E) der Auswertung epidemiologischer Studien

20. Welche Aussagen zur Todesursachenstatistik treffen zu?

(1) Die Todesursachen werden von den Gesundheitsämtern ermittelt.
(2) Die Todesursachen werden in den statistischen Landesämtern verschlüsselt.
(3) Die Todesursachen werden nach dem ICD verschlüsselt.
(4) Häufigste Todesursachen in Deutschland sind die Krebskrankheiten.

(A) nur 1 und 2 sind richtig
(B) nur 1 und 4 sind richtig
(C) nur 2 und 3 sind richtig
(D) nur 2 und 4 sind richtig
(E) nur 3 und 4 sind richtig

21. Welche Aussage gilt für die ICD (International Classification of Diseases) **nicht**?

(A) Sie wird von der WHO verwendet.
(B) Sie ist ein Schlüssel für Krankheiten.
(C) Sie wurde zur Erfassung von Todesursachen entwickelt.
(D) Sie wird in etwa 10jährigen Abständen erneuert.
(E) Es ist möglich, auch die Therapie zu verschlüsseln.

Lösung der Übungsaufgaben

19 (C) Das Sytem der Totenscheine ist das einzige System, welches flächendeckend und lückenlos durchgeführt wird. Die Qualität der Angaben in den Totenscheinen wird mit Recht von vielen bezweifelt, weil in nur wenigen Fällen Sektionen durchgeführt werden.

20 (C) In Deutschland sterben pro Jahr knapp eine Million Menschen. Herz-Kreislauf-Erkrankungen stehen mit etwa 40 % an erster Stelle der Todesursachen, gefolgt von Krebserkrankungen mit etwa 25 % und Atemwegserkrankungen mit etwa 7 %.

21 (E) Die Therapie kann mittels der ICD nicht verschlüsselt werden. Das wäre zu kompliziert und würde keinen Sinn machen.

„Darstellung der aktuellsten Inhalte und Entwicklungen zum Thema Pharmakologie und Toxikologie"

Ich habe schon als Student ein Pharmakologie-Buch von Hans-Herbert Wellhöner besessen und in diesem Buch auch später immer wieder nachgeschlagen.

Das Bemühen um die Vermittlung von Pharmakologie und Toxikologie durch Herrn Kollegen Wellhöner umfasst also schon mehrere Generationen von Studenten. So etwas sucht nicht nur seinesgleichen, sondern verdeutlicht, mit welcher Emphase der Autor sich dieser Aufgabe widmet. Und diese fachliche und didaktische Kompetenz des Autors ist auf jeder Seite des jetzt bereits in der 7. Auflage erschienenen Standardwerks zur „Pharmakologie und Toxikologie" zu spüren.

Die aktuelle Auflage des Standardwerks von Hans Herbert Wellhöner ist eine umfassende und zugleich prägnante Darstellung der modernen Pharmakologie und Toxikologie in der ganzen Breite des Fachs. Sie besteht aus zwei Teilen: einerseits einem „klassischen" Buch und andererseits einem dem Buch zugeordneten elektronischen Buch (oder auch „E-Book"). Das gedruckte Buch bietet das Basiswissen zu dem Thema auf über 700 Seiten. Dem Buch vorangestellt sind ausführliche Hinweise zur Nutzung des Werks, worin bereits gleich zu Beginn der systematische Aufbau des Inhalts deutlich wird. Die logische und klare Struktur der Themen bildet den didaktischen Schlüssel zu dem Werk und gehört zu dessen vielen Vorzügen. Inhaltlich werden alle Themen der Pharmakologie und Toxikologie besprochen.

Das Werk besticht zudem durch die Darstellung der aktuellsten Inhalte und Entwicklungen zum Thema Pharmakologie und Toxikologie. Die Angaben zur Diagnostik und Therapie, einschließlich der Dosierungen, sind sorgfältig recherchiert und auf dem neuesten Stand. Der den gedruckten Teil des Buchs abschließende Anhang bietet darüber hinaus ein sehr umfangreiches Verzeichnis mit fast 300 Abkürzungen. Zudem findet sich hier ein 40-seitiges Register mit über 3500 Stichworten, was es jedem Interessenten leicht macht, sich zu speziellen Themen im Buch schnell zu orientieren.

Der dem Buch zugeordnete elektronische Teil umfasst einen fast 700 Seiten langen Anhang als E-Book, der auf der Webseite des Verlages (http://wwwharms-verlag.de) als PDF-Datei kostenlos erhältlich ist.

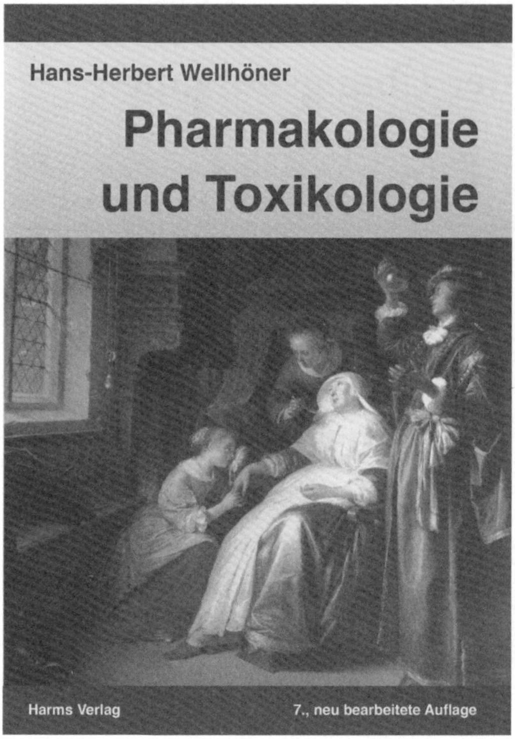

Jedem Kapitel im Buch ist ein korrespondierender Abschnitt im Anhang zugeordnet, der den gedruckten Text ergänzt und das Thema erweitert. Hier werden Strukturformeln, Dosierungen und spezielle Pharmakologie dargestellt. So findet man beispielsweise übersichtliche Zusatzinformationen zu der gesamten Gruppe der G-Protein-gekoppelten Rezeptoren oder aber eine tabellarische Übersicht zu den möglichen Arzneimittelinteraktionen. Zudem finden sich über 2100 Verlinkungen zu wissenschaftlichen Veröffentlichungen, anhand derer sich einzelne Themen noch weiter vertiefen lassen.

Zu den Zielgruppen des Buchs von Herrn Wellhöner gehören in erster Linie Studenten der Medizin und des Praktischen Jahrs, für die es das geforderte Basiswissen des Fachs klar strukturiert, knapp und verständlich erklärt. Zudem sind die bis 2013 publizierten Fragen des IMPP berücksichtigt, was das Buch als Repetitorium zur Examensvorbereitung attraktiv macht. Gleiches gilt auch für den erschwinglichen Preis. Über die systematische Verwendung hinaus lässt sich das Lehrbuch aber als Referenzwerk nutzen. Auf diese Weise spricht das Werk neben Studenten auch den in Ausbildung befindlichen oder fertigen Arzt an.

Kritikpunkte gibt es wenige. Gelegentlich wünscht man sich im gedruckten Buch die eine oder andere instruktive Abbildung, die jetzt im

E-Book zu finden ist. So wirkt es etwas textlastig. Auch um die Frage, ob die Dosierungen nicht besser im gedruckten Werk repräsentiert wären, lässt sich streiten und hängt von den jeweiligen Gewohnheiten des Lesers im Umgang mit den verschiedenen Medien ab. Vielleicht hätte man im gedruckten Buch konkret auf die im E-Book zu erwartende Erweiterung verweisen können. Aber diese Anmerkungen schmälern nicht dieses vortreffliche Gesamtwerk.

Die Umschlagseite zeigt eine Abbildung des Bildes „Die wassersüchtige Frau" von Gerrit Dou, einem niederländischen Maler des Barocks, mit dem der Autor die Entwicklung der Pharmakologie und Toxikologie in den letzten Jahrhunderten von der Empirie zu einer modernen Naturwissenschaft symbolisiert, deren Möglichkeiten heute beispielsweise mit Hilfe molekularbiologischer Techniken ganz neue Ufer ansteuern. Das Werk von Herrn Kollegen Wellhöner verdeutlicht diese Fortschritte in eindrucksvollster Weise sowohl im Hinblick auf didaktische als auch inhaltliche Aspekte und kann jedem am Fach Interessierten nur wärmstens empfohlen werden.

Univ.-Prof. Dr. med. Dr. rer. nat. Claus Kroegel, Jena
Arzneimitteltherapie
33. Jg. Heft 10, Oktober 2015

Medizinische Statistik ist die Kunst

große Datenmengen in einer geringen Anzahl aussagekräftiger Werte zusammenzufassen. Wissenschaftlich oder praktisch tätige Ärzte müssen diese Kunst nicht selber beherrschen; sie müssen aber die Möglichkeiten und Grenzen der medizinischen Statistik kennen und in der Lage sein, ihre Ergebnisse zu verstehen und zu interpretieren. Das Ziel dieses Buches ist es, solche Fähigkeiten zu vermitteln. Es richtet sich in erster Linie an Studenten der Medizin und verwandter Fachgebiete, aber im weiteren Sinne auch an jeden Mediziner, der die Grundlagen der Statistik verstehen möchte. Inhaltlich werden alle wichtigen Themenbereiche der medizinischen Statistik abgedeckt: Beschreibende Statistik, Grundbegriffe der Wahrscheinlichkeitsrechnung, die wichtigsten Verteilungen, die Vierfeldertafel mit ihren Kenngrößen, Korrelation und Regression, statistische Testverfahren, Versuchsplanung, Grundzüge der Epidemiologie, evidenzbasierte Medizin, Hinweise zu Literaturrecherche und Dissertation. Aus dieser Aufzählung wird bereits deutlich, dass der Inhalt über den Stoff eines üblichen Lehrbuchs zur medizinischen Statistik hinausgeht. Tatsächlich ist das Buch vor allem aus dem Blickwinkel

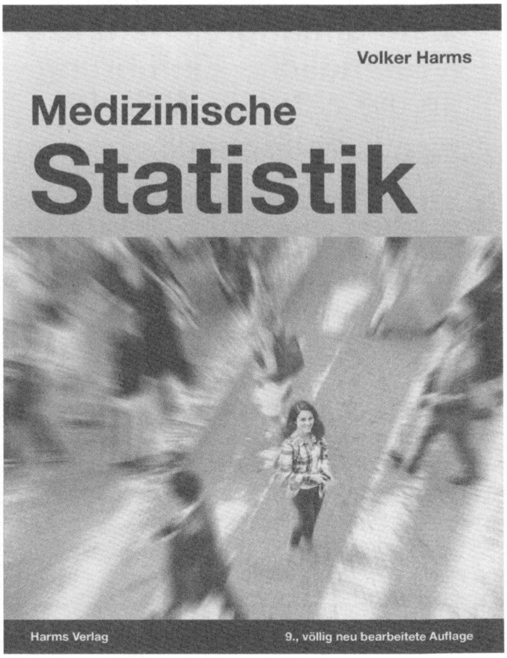

des medizinischen Anwenders geschrieben. Die medizinischen Fragestellungen stehen im Vordergrund. Sie motivieren die statistischen Verfahren, die zu ihrer Beantwortung eingesetzt werden, und auf diese Weise begründen sie auch die Stoffauswahl.

Jedes Thema wird zunächst definiert und in den Zusammenhang eingeordnet, bevor es dann anhand von Beispielen (teilweise ausführlichen Anwendungsbeispielen aus der Medizingeschichte) näher erläutert wird. Auf Formeln und Rechenverfahren legt der Autor dabei relativ wenig Gewicht. Richtigerweise stellt er fest, dass die eigentliche Rechenarbeit heutzutage vom Computer übernommen wird, sodass sich das Buch auf das Verständnis der Prinzipien und des übergeordneten Zusammenhangs konzentrieren kenn. Demselben Zweck dienen auch die Übungsaufgaben (Original-Prüfungsfragen), die die meisten Kapitel abrunden und die in der Tat so ausgewählt sind, dass sich bei Beschäftigung mit ihnen das Verständnis für den Stoff noch vertieft. Das Buch ist durchgehend klar und sauber, aber niemals pedantisch geschrieben. Dort, wo der Stoff dies zulässt, lockert sich die Diktion und es finden sich amüsante Formulierungen und versteckte Seitenhiebe, die einen gewissen trockenen Humor verraten. Tatsächlich ist das Buch insgesamt eher erzählerisch als wissenschaftlich-knapp angelegt, sodass es sich – auch aufgrund seiner klaren Sprache – sehr gut liest. Inhaltlich ist, von kleineren Unebenheiten abgesehen, alles in Ordnung. Somit ist das Buch sowohl zum Selbststudium geeignet als auch eine zuverlässige Ergänzung zu Vorlesungen.

Wehrmedizinische Monatsschrift
56 (2012), Heft 11-12/2012 309

Eine umfangreiche und verständliche Einführung in die aktuelle Welt der Biostatistik

Das Lehrbuch "Medizinische Statistik" von Volker Harms stellt in 23 Kapiteln eine gut verständliche und umfangreiche Einführung in die Welt der bio statistischen Problemfelder und Methoden dar. Die einzelnen Buchkapitel sind in sich stimmig gegliedert, für statistische Laien didaktisch gut aufbereitet und bilden die grundlegenden Themenfelder und Begriffe der Methodik in der medizinischen Wissenschaft ab. Möglicherweise wäre eine strukturiertere Abfolge der einzelnen Kapitel für den Leser hilfreich gewesen, so zum Beispiel, wenn die Einführung in die Epidemiologie vor der Darstellung der epidemiologischen Studien aufgeführt worden wäre.

Die Grundbegriffe der Statistik werden in dem Buch gut erklärt und immer wieder mit ihren Anwendungen im medizinischen Bereich in Zusammenhang gebracht. Die zentralen Kapitel zu Grundlagen statistischer Tests umfassen die wesentlichen Punkte, die für anwendungsorientierte Leser wichtig sind. Eine etwas umfangreichere und kritische Darstellung des p-Werts und seiner Rolle in der medizinischen Forschung wäre vielleicht noch wünschenswert gewesen, ebenso wie eine detaillierte Hinführung in die Vielfalt der statistischen Programme.

Etwas über den in der medizinischen Statistik allgemein üblichen Stoff hinaus reichen die Kapitel zu Demographie und Epidemiologie. Sie lassen sich inhaltlich aber gut vom übrigen Teil des Buchs abgrenzen und bilden so eine gelungene Einführung in diese Thematik für den weiter interessierten Leser.

Zwei ebenfalls sehr klar strukturierte Abschnitte befassen sich speziell mit dem Thema Literatursuche und Dissertation und sind dadurch von sehr direktem und praktischem Interesse für die Leserschaft.

Die Auswahl der Diagramme und die interessanten und anschaulichen Beispiele tragen sehr zur Verständlichkeit des Buchs bei. Eine große Bereicherung sind die Übungsaufgaben am Ende der einzelnen Kapitel. Sie greifen den Inhalt noch einmal umfassend auf und helfen bei der Vertiefung des eben Gelernten. Die Lösungen sind beigefügt.

Zusammenfassend ist dieses Lehrbuch Medizinstudenten und Medizinern mit Interesse an der medizinischen Statistik sehr zu empfehlen. Es bildet eine umfangreiche und verständliche Einführung in die aktuelle Welt der Biostatistik und eine sehr gute Grundlage für das Verständnis von statistischen Methoden und Anwendungen in der medizinischen Forschung.

Dr: Michael Obermeier und
Priv-Doz. Dr. Rebecca Schennach, München

Psychopharmakotherapie, 20. Jg., Heft 1, 2013

Kein Buch mit sieben Siegeln

Für viele Mediziner ist die medizinische Statistik ein "Buch mit sieben Siegeln", und das trifft zum Teil sicher auch auf die Kinderärzte zu. Trotzdem muss man sich in der Klinik oder auch in der Niederlassung immer wieder mit der Interpretation von Studien beschäftigen, hierzu braucht man statistisches Grundwissen.

Dieses kann man in dem Buch "Medizinische Statistik" von Volker Harms, das jetzt in einer 8., völlig neu bearbeiteten Auflage erschienen ist, gut erwerben. Das Buch ist eigentlich ursprünglich für Medizinstudenten zur Vorbereitung auf die 2. Ärztliche Prüfung geschrieben, ist aber mittlerweile über Jahre ein beliebtes Nachschlagewerk geworden, das ständig aktualisiert wurde.

So finden sich in dieser Auflage Beispiele von der aktuellen EHEC-Epidemie im letzten Jahr in Hamburg bzw. Risikoanalysen zum Atomunfall in Fukushima. Neben den klassischen Statistikkapiteln, der Wahrscheinlichkeitsrechnung, Vierfeldertafeln, Risikoermittlung, Normalverteilung, Korrelation und Regression sind auch einige Kapitel speziell für die Planung von wissenschaftlichen Studien ausgelegt wie "Versuchsplanung", "Der klinische Versuch", "Epidemiologische Studie", "Durchführung statistischer Testverfahren". Neuere Kapitel über den demographischen Wandel und Grundzüge der Epidemiologie sowie ein Kapitel für systematische Reviews oder Analysen sowie über evidenzbasierte Medizin und Leitlinien schließen das Buch ab.

Das Stichwortverzeichnis ist sehr umfangreich und gut sortiert, lediglich der tabellarische Anhang ist auf das Notwendigste reduziert.

Dieses Buch eignet sich hervorragend, nicht nur für den medizinischen Studenten zur Ausbildung, sondern auch für den Arzt und Wissenschaftler zum Verständnis und Planung von Studien und statistischen Zusammenhängen, es ist sehr klar gegliedert, gut verständlich geschrieben und mit zahlreichen Beispielen aus der Medizin belegt.

Prof. Dr. Frank Riedel

Kinder- und Jugendarzt, 43. Jg. (2012) Nr. 7